DER HYPOCHONDER

ILLUSTRIERT VON CHRISTIAN MOSER

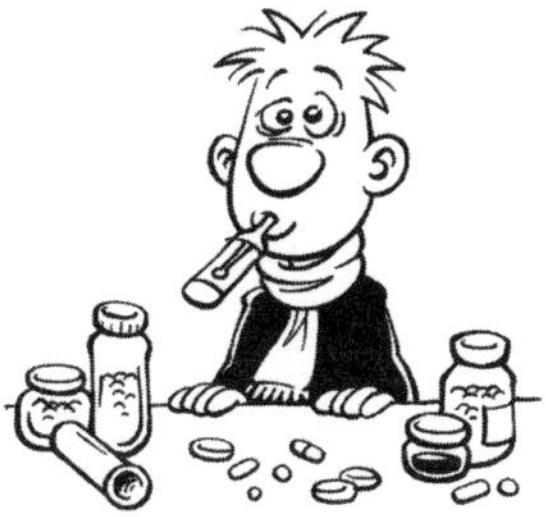

DR. MED. ERIK HEINTZ   SEVERIN GROEBNER

DER HYPOCHONDER

Das Handbuch für alle, die gerne leiden.

südwest

Inhalt

Vorwort

Ich selbst bin natürlich kein Hypochonder, aber pünktlich zu Weihnachten hat es mich mal wieder voll erwischt: Husten, Bronchitis und hohes Fieber. Garantiert nicht eingebildet.

Selbst mein Chef, der sonst vom Krankmachen wenig hält, hat mich nach Hause geschickt, nachdem ich ihm die Redaktionskonferenz zerhustet hatte. Und meine Frau, wie so viele ihres Geschlechts ziemlich hart im Nehmen und im Umgang mit dem leidenden Ehemann eher preußisch, hatte ein Einsehen mit mir und hat mir bei Überschreiten der 40 Grad Celsius eigenhändig Wadenwickel gemacht.

Als Beweisstücke für die Echtheit meiner gerade durchgemachten Erkrankung führe ich also an: Echte Fürsorge aus eher ungewohnter Richtung, eindeutig zu hohe Körperkerntemperatur in mehreren aufeinanderfolgenden rektalen (!) digitalen Messungen (digital bezieht sich hier auf die Messtechnik des Thermometers, nicht auf den medizinischen Begriff *mit dem Finger*). Und zum Schluss meiner Beweiskette, die Ziffern J01.4 G und J02.9 G[01], die mein Hausarzt auf die Krankmeldung eingetippt hat: Freispruch also durch ICD-10, die internationale Klassifikation der Krankheiten.

---

01 J01.4 steht für eine akute Sinusitis, J02.9 für eine akute Pharyngitis, das G jeweils für „gesicherte Diagnose" – ist das Beweis genug?

Ansonsten bin ich eigentlich sehr gesund. Na gut, es gibt da ein wiederkehrendes Problem, das regelmäßig in stressigen Zeiten aufs Neue erblüht und bisweilen recht schmerzhaft ist. Das hängt auch mit zu viel Sitzen und zu wenig Bewegung und natürlich der meistens zu fetten Ernährung zusammen.

Mehr möchte ich darüber aber eigentlich nicht sagen. Mögen andere Leute über dieses Thema Bestseller schreiben – in vorsichtiger Andeutung nenne ich mein Problem deshalb im Stillen die *Charlotte-Roche-Gedächtnis-Fissur.* Die bei jedem Wiederauftreten in mir keimende Angst, ein Dickdarm-Tumor könnte die Ursache der Beschwerden sein, verdränge ich jedenfalls ganz souverän. Und seit mindestens zwei Jahren gehe ich ja demnächst zum Arzt und lass mich durchchecken. Da ist insofern geschickt, dass ich mit dieser Taktik bald das Alter erreicht habe, in dem Vorsorgeuntersuchungen obligat und von der Krankenkasse bezahlt werden.

Halten wir fest:
Ich bin gesund – und das ist auch gut so.

Dr. med. Erik Heintz

Hypochonder?

Also ehrlich, werte Leserin, werter Leser, wenn ich etwas nicht leiden kann, dann sind es Hypochonder. Diese Herumzickerei ist mir ein Gräuel. Ich bin ja im Showbusiness tätig und das ist bekanntlich ein hartes Geschäft. Da würde niemals irgendwer auf die Idee kommen, sich wegen eines klitzekleinen Halskratzens bemuttern zu lassen, als ob derjenige gerade den letzten Stunden seines Lebens entgegensähe. Nein, wir fahrenden Künstler sind zähe Hunde. Auch im Privatleben.
Kürzlich hab ich beispielsweise einem Freund beim Entrümpeln der Wohnung seines verstorbenen Onkels geholfen. Das war mir eine freudige Freundschaftspflicht. Ehrlich.
Er hätte gar nicht sagen müssen, dass ich nicht wieder mit der Geschichte von der hochansteckenden Wirbelsäulenverkrümmung kommen soll. Das Entrümpeln ging uns dann schnell und leicht von der Hand und – abgesehen von der dreistündigen Pause, die ich wegen eines plötzlichen Krampfs im linken Bein einlegen musste – war auch die Stimmung sehr gut.
Wie ich also dasaß und ihm mit positiven Schwingungen und guten Ratschlägen beim Schleppen half, fiel mir plötzlich das Tagebuch des Onkels in die Hände. Und da, muss ich sagen, war ich sehr erstaunt. Das war ein Psychogramm eines wahren Meisters der eingebildeten Krankheiten: Der hatte Seuchen und Pandemien bereits in sich entdeckt, bevor sie überhaupt ausgebrochen waren. Der verstand es, aus einem Mückenstich Elefantiasis zu machen. Ich war ehrlich von Ehrfurcht ergriffen vor diesem Hohepriester der Hypochondrie. Er war zweifelsohne ein Meister seines Fachs.
Und dieses Dokument eines Menschen, der sein Leben völlig der Krankheit gewidmet hat, das möchte ich Ihnen nicht vorenthalten.
Aber ich warne Sie: Es besteht höchste Ansteckungsgefahr!

Severin Groebner

Hypochondrie: Was ist das?

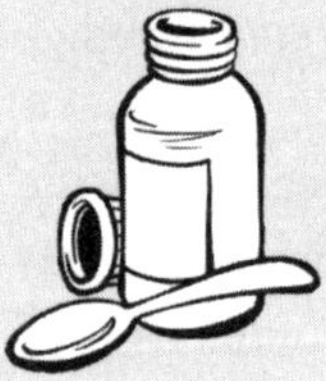

Wer hat's erfunden?

01.1

Kennen Sie diese Situation? Sie stehen an der Supermarktkasse in der Schlange und der Mann hinter Ihnen fährt Ihnen nicht nur den Einkaufswagen in die Hacken – sondern viel schlimmer, er hustet Ihnen auch noch ständig ungebremst in den Nacken?

Sie können die Tröpfchen seines feuchten Hustenstoßes förmlich auf Ihrer Haut spüren, ein zartes Kribbeln zeigt Ihnen, dass die Bakterien oder Viren aus den Untiefen des Bronchialsystems Ihres Hintermannes schon auf direktem Weg in Ihre Blutbahn gelangen, sich dort vermehren werden, in Ihre vormals gesunden Zellen eindringen, und noch bevor Sie der Kassiererin den Satz: „Nein, ich sammle keine Treueherzen!", entgegennuscheln können, sind Sie überzeugt, wenn nicht schon am gleichen Abend, dann spätestens am nächsten Morgen krank, schwer krank zu sein. Diese Angst, die eigene Gesundheit einzubüßen, ist – völlig normal! (*Siehe* Krankheitsangst – eine Urangst, *Seite 15*).
Die meisten Menschen haben nämlich spätestens beim Einräumen der Einkäufe in den Kofferraum ihres Autos die Situation an der Kasse schon wieder vergessen und fühlen sich kerngesund. Die meisten – aber manche eben nicht. Wer stattdessen schon auf dem Weg zum Auto immer wieder die eigene Stirn befühlt, um den erwarteten Fieberanstieg nicht zu verpassen, sich vor dem Rückspiegel des Autos die Zunge rausstreckt, um die gefühlte Rötung des Rachens zu verfolgen, anschließend mit dem Handy einen Termin beim Hausarzt ausmacht – wegen Dringlichkeit wenn möglich noch für den selben Tag – und auf dem Nachhauseweg bei einem Ein-

Was ist eigentlich Gesundheit?

In der Verfassung der Weltgesundheitsorganisation, kurz WHO, steht zu lesen:

» Die Gesundheit ist ein Zustand des vollständigen körperlichen, geistigen und sozialen Wohlergehens und nicht nur das Fehlen von Krankheit oder Gebrechen. Der Besitz des bestmöglichen Gesundheitszustandes bildet eines der Grundrechte jedes menschlichen Wesens, ohne Unterschied der Rasse, der Religion, der politischen Anschauung und der wirtschaftlichen oder sozialen Stellung. Die Gesundheit aller Völker ist eine Grundbedingung für den Weltfrieden und die Sicherheit; sie hängt von der engsten Zusammenarbeit der Einzelnen und der Staaten ab! «

Zitat aus: Verfassung der WHO, Stand vom 7.3.2006

Dass es sich hier um eine Maximalforderung handelt, ist wohl jedem klar. Hängen wir das Ganze mal nicht ganz so hoch auf und einigen uns darauf, dass Gesundheit bedeutet, keine Krankheiten oder sonstige Befindlichkeitsstörungen zu haben, mit sich und seiner Umwelt im Reinen zu sein und mehr oder weniger aktiv und zufrieden sein Leben zu gestalten.

Krankheitsangst – eine Urangst

Die Angst, krank zu werden oder krank zu sein, zählt wie die Angst vor dem Tod zu den Urängsten des Menschen. Schon vom Steinzeitmenschen müssen wir annehmen, dass er sie kannte. Wenn Fred Feuerstein krank war, konnte er nämlich weder jagen noch fischen – geschweige denn Wilma, Pebbles und Bamm-Bamm vor hinterlistigen Säbelzahntigern beschützen. Krankheit war bis weit ins 19. Jahrhundert hinein oft gleichbedeutend mit dem Verlust der Lebensgrundlage für die ganze Familie – und ist es wohl in vielen Ländern dieser Erde noch bis heute. Erst in den 1880er-Jahren führte Reichskanzler Otto von Bismarck eine Sozialversicherung ein, die Unfall, Krankheit, Invalidität und Altersarmut einschloss. Heute liegt der Beitragssatz in der gesetzlichen Krankenversicherung in Deutschland bei um die 15 Prozent des Bruttoeinkommens, netterweise zahlt der Arbeitgeber eine Hälfte davon. Mutter Natur meinte es also nur gut, als sie uns die Krankheitsangst mit auf den Lebensweg gegeben hat. Ein – wohlgemerkt – normales Maß davon hilft uns, unser hohes und teures Gut Gesundheit zu schützen.

kehrschwung in der Apotheke alles mitnimmt was gut, teuer und rezeptfrei zu haben ist, gilt im Volksmund schnell als Hypochonder. Gemeint ist damit jemand, der sich seine Krankheiten nur einbildet, aber trotzdem darunter so stark leidet, dass auch seine Mitmenschen, ob sie nun wollen oder nicht, noch etwas davon haben.

Angefangen hat alles, wie so oft, mit den alten Griechen: Griechenland ist also nicht nur die Wiege der Demokratie, sondern auch die Hebamme der

Hypochonder. Der „geistige Geburtshelfer" war in diesem Fall nicht So-, sondern Hippokrates, auf dessen Eid sich auch heute noch viele Mediziner berufen, ohne ihn je gelesen, geschweige denn geschworen zu haben. Hippokrates lebte rund 400 v. Christus und verwendete das Wort *Hypochondrion* als anatomische Bezeichnung für den Bereich unterhalb der Rippen- oder auch Brustknorpel. *Hypo* steht dabei für *unterhalb* und *chondros* für die *Rippen- oder Brustknorpel*, die Übersetzung wäre also sinngemäß *unterhalb der Brustknorpel liegend*. Gemeint waren damit alle Organe des Bauchraumes (also Leber, Milz, Magen, Darm etc.), deren Erkrankung, so glaubten die Griechen, unter anderem zu psychischen Störungen führte.

Manche Menschen verwenden heutzutage im Brustton der Überzeugung auch das Wort *Hyperchonder*, um einen eingebildeten Kranken zu beschreiben. Klingt zunächst logisch: *Hyper* steht ja für *über, zu viel*, ist aber leider falsch.[02] Als etymologische Neuschöpfung ist *Hyperchonder* allerdings ganz hübsch, man könnte sich darunter vielleicht am ehesten einen Konzertbesucher oder Fan der Hamburger Krawall-Techno-Gruppe Scooter („Hyper, Hyper") vorstellen.

Doch zurück in die Antike: War damals das *Hypochondrion* im Argen, gab es entweder Verdauungsstörungen oder Schwermütigkeit zu diagnostizieren. Wer häufig an Verstopfung leidet (Dulcolax vobiscum!), wird diesen Zusammenhang sicher bestätigen können.

---

02 Das sind meistens auch diejenigen, die sich eher voll mit einem Thema infizieren, als sich damit zu identifizieren.

03 Um die angesprochene wechselvolle Geschichte des Hypochonderbegriffs zu erläutern, müsste ich ziemlich tief in die Medizingeschichte einsteigen, und das möchte ich Ihnen im ersten Kapitel nicht zumuten. Wenn ich es mir recht überlege, dann auch nicht im zweiten oder dritten. Wissen Sie was? Wir lassen das weg.

Nach einer wechselvollen Geschichte[03] fand der Begriff Hypochonder aber erst im 19. Jahrhundert nach und nach zu seiner heutigen Bestimmung: In seinem Buch *Betrachtungen über die Hypochondrie, ihre Ursachen, über den Sitz und die Behandlung dieser Krankheit, und über die Mittel, ihre Fortschritte zu hemmen und ihrer Entstehung vorzubeugen* („De la hypochondrie et de la suicide"), 1822 erschienen,[04] beschrieb Jean-Pierre Falret (1794–1870), ein berühmter französischer Irrenarzt, erstmals die falsche Überzeugung, krank zu sein, als ein wesentliches Merkmal der Hypochondrie. Und erst 1980 hielt die Hypochondrie, als Untergruppe der sogenannten somatoformen Störungen, Einzug in das amerikanische psychiatrische Diagnoseschema (DSM-III). 1991 fanden die somatoformen Störungen und mit ihnen die Hypochondrie ihren Platz im internationalen System zur Klassifikation von Krankheiten (ICD-10) der Weltgesundheitsorganisation WHO. Seitdem ist ein Hypochonder zumindest in der Theorie rund um den Globus ein Hypochonder: Egal ob in Timbuktu oder Tittenkofen, Brunei oder Bahrain, Montevideo oder Marrakesch, es gelten theoretisch überall die gleichen Kriterien[05].

Im nächsten Kapitel erfahren wir jedoch zunächst, warum der Hypochonder eigentlich zu den somatoformen Störungen gehört und was somatoforme Störungen überhaupt sind.

---

04 Aus dem Französischen von Gottlob Wendt. Leipzig Industrie-Comptoir, 1822.

05 Die US-Amerikaner braten allerdings eine Extrawurst und haben mit dem DSM-IV (Diagnostic and Statistical Manual of Mental Disorders, aktuell in der vierten Version) ihr eigenes Klassifikationssystem am Start. Das gleicht in vielen Punkten dem ICD-10, unterscheidet sich aber andererseits so deutlich, dass die armen Psychiater und Psychotherapeuten ständig zwischen beiden hin- und herpendeln müssen. Für Deutschland gilt offiziell aber der ICD-10. (*siehe auch Fußnote Seite* 8)

Was sind somatoforme Störungen?

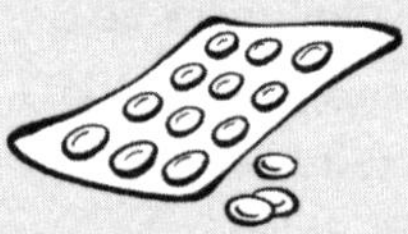

Ein Übersetzungsversuch

02.1

Somatoform heißt so viel wie körperähnlich. Somatoforme Störungen sind also im weitesten Sinn Abweichungen vom normalen Befinden, die den Eindruck erwecken, eine körperliche Ursache zu haben, ohne dass dies zutrifft.

Klar? Nein? Dann so: „Somatoforme Störungen sind chronifizierte körperliche Beschwerden, die nicht bzw. nicht ausreichend durch einen organmedizinischen Befund erklärt werden. Man spricht von organmedizinisch unerklärten bzw. nicht (ausreichend) erklärbaren Symptomen, die mit einer erheblichen Beeinträchtigung der Funktionstüchtigkeit einhergehen."[06]
Auch nicht besser? Letzte Chance: Du fühlen krank, Arzt aber nichts finden, du fühlen immer noch krank, Arzt wieder gucken, immer noch nichts finden, du fühlen schlecht, Arzt auch fühlen schlecht. Nun sollte es klar sein, dass der Hypochonder hier richtig aufgehoben ist. Unter dem Oberbegriff somatoforme Störungen versammeln sich neben der Hypochondrie aber auch noch weitere interessante Merkwürdigkeiten, pardon Störungen, die in diesem Buch eine Würdigung finden.
Mir hilft es, wenn ich mir die somatoformen Störungen als Bewohner eines Mietshauses vorstelle, die Hausnummer ist (nach ICD-10) F45. Der Hypochonder wohnt **im zweiten Stock**, also in F45-2. Dort wohnt auch die Dysmorphophobie, seine Stiefschwester[07], die glaubt, bestimmte Teile Ihres

06 Zitat aus Hans Morschitzky: *Somatoforme Störungen* Springer: Wien / New York, 2007

Körpers seien entstellt oder missgestaltet, was aber objektiv nicht so ist.
Im dritten Stock (F45-3) hausen mehrere Autonome in einer WG. Sie nennen sich die somatoformen autonomen Funktionsstörungen (F45.30–38): eine ziemlich schräge Truppe bestehend aus der Herzphobie, dem Reizmagen, dem Reizdarm, der Hyperventilation und der Reizblase.
Diese fünf bilden den harten Kern, aber natürlich hängen wie in jeder anständigen WG noch andere Typen dort ab. Doch dazu später mehr.
Im vierten Stock (F45-4) ist dann die anhaltende somatoforme Schmerzstörung zu Hause. Bei ihr stehen, wie der Name ja schon vermuten lässt, Schmerzen ohne eine erkennbare körperliche Ursache im Mittelpunkt.
Nun fehlen noch **das Erdgeschoss** und der **erste Stock**: Dort wohnen die Somatisierungsstörungen. Ihr Kennzeichen sind über lange Zeit anhaltende, vielfältige körperliche Beschwerden, die keine erkennbare körperliche Ursache haben. Sie sind deswegen ständig beim Arzt, lassen sich aber nicht oder nur für kurze Zeit beruhigen, wenn der nichts findet. (*Siehe auch* Somatisierungsstörungen, *Seite 96*).
Die weiteren Bewohner des Hauses lassen wir der Einfachheit halber großzügig außen vor, es ist ja so schon verwirrend genug. Drängt sich Ihnen jetzt auch der Eindruck auf, dass all diese „Störungen" die Bezeichnung Hypochonder verdient hätten? Handelt es sich bei all jenen etwa nicht um eingebildete Kranke? Die Antwort lautet: Jein! Denn wie beim Weinbrand gilt: Auf die feinen Unterschiede kommt es an. Dem Volksmund sind feine Unterschiede aber schon von jeher wurscht. Die Schublade Hypochonder scheint groß genug für alle. Woran man nun aber einen echten Hypochonder tatsächlich erkennt, erfahren Sie im nächsten Kapitel.

---

07 Stiefschwester deswegen, weil die Dysmorphophobie bis auf die Tatsache, dass die Betroffenen von etwas überzeugt sind, was objektiv nicht zutrifft, mit der Hypochondrie nichts gemein hat. Im aktuell gültigen DSM-IV wird die Dysmorphophobie daher als eigene Kategorie „körperdysmorphe Störung" geführt.

TAGEBUCH EINES HYPOCHONDERS

EINTRAGUNG NO. 1

Ich fürchte, jetzt ist es wirklich so weit. Seit Jahren vermute ich es schon, aber die letzten Monate ist die Vermutung zu einer Gewissheit herangereift. Ja, ich spüre es. Da, wo ich es seit Kindheitstagen vermutet habe. Im Bauch.

Ich sehe es vor mir, als wäre es gestern gewesen: Der Hans, die Schulbank, die Ingrid und Hans' Faust, die mir dreimal in den Bauch boxt. Vor Ingrid! Die nichts anderes tut, als blöd zu kichern.

Damals hab ich es gemerkt. Es ist in mir etwas kaputtgegangen. Im Inneren. Da in der Magengegend. Oder etwas höher? Oder tiefer. Manchmal ist es auch seitlich. Mal rechts, mal links. Ich kann es leider nicht genau lokalisieren. Das bedeutet: Es wandert! Und ich denke, es wächst. Ich bin mir sogar sicher. Fast. Aber ich denke, die letzten Monate haben es wohl bewiesen. Trotz intensiver Bemühungen, alle Anstrengungen zu vermeiden, obwohl ich tatsächlich wirklich so gut wie nichts tue außer exzessivem Sitzen (und das in voller Konzentration auf größtmögliche Laschheit) fühle ich mich schlapp. Ausgebrannt. Erledigt.

Es kommt also von innen. Nicht, dass mich das überraschen würde. In dieser feindseligen Atmosphäre kann man ja nur krank werden. (Anschuldigungen, Unterstellungen, gemeine Gerüchte hinter meinem Rücken, ich sei bequem, abergläubisch und verliebt ins Siechtum.) Wenn die da draußen nur wüssten! Wie gern wäre ich gesund! Was würde ich nicht alles unternehmen! Ich wäre ein blühender Turnschuh in der Frühlingssonne! Aber leider ist mir diese Art der unbeschwerten Existenz aufgrund meiner Krankheit auf ewig verschlossen. Auch wenn es mir keiner glaubt.

Aber diesmal passt nur auf, diesmal werde ich es euch beweisen: Ich werde es endlich finden. Was es auch immer sei und koste es, was es wolle! Gleich morgen werde ich meinen persönlichen Morbus bei den Hörnern packen.

Heute nicht mehr.

Ich fühle mich nicht so gut.

Der Hypochonder heute

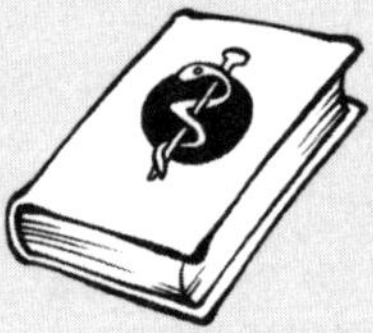

Eine Definition nach ICD-10

03.1

Wenn man es genau nimmt – und die Medizin ist eine exakte Wissenschaft –, ist nach der nun schon bekannten ICD-10[08] ein Hypochonder jemand, der[09]:

a) mindestens für ein halbes Jahr überzeugt davon ist, an höchstens zwei schweren körperlichen Krankheiten zu leiden. Mindestens eine davon muss der Betroffene direkt benennen können.

b) sich weigert zu akzeptieren, dass es keine körperliche Ursache der Beschwerden gibt. Nach Untersuchungen, die nichts ergeben, akzeptiert er diese Tatsache allenfalls für einige Zeit, danach keimen wieder Zweifel und die Überzeugung, krank zu sein, kehrt zurück.

c) die Überzeugung hat, krank zu sein, und die vermeintlichen Symptome beschäftigen den echten Hypochonder so stark, dass sein alltägliches Leben derart eingeschränkt ist, dass er ständig auf der Suche nach einer neuen passenden Behandlung oder neuen Untersuchungsmethoden ist.

---

08 Im US-amerikanischen DSM-IV ist die Definition ähnlich, unterscheidet sich allerdings in einigen Punkten von der Definition im ICD-10. Obwohl für Deutschland die ICD-10 gilt, schielen auch deutsche Psychiater immer nach der Klassifikation aus Übersee, was dazu führt, dass in den psychiatrischen Fachbüchern immer beide Klassifikationssysteme beschrieben und miteinander verglichen werden. Ein guter Trick, den Leser zu verwirren, das Buch um mindestens ein Drittel bei gleichem Inhalt zu verlängern und somit das Honorar des Autors zu verbessern. Das Gleiche gilt aber auch für Fußnoten wie diese.

Und, sind so Sie eine/r? Trifft die Definition auf Sie zu? Wahrscheinlich – und erlauben Sie mir diese Bemerkung – glücklicherweise nicht. *(Für den Fall, dass doch, blättern Sie bitte gleich bis zum letzten Kapitel* Jetzt wird's ernst *vor*).
Nur etwa 0,6 Prozent der Bevölkerung Deutschlands (Bleichhardt und Hiller in press), das sind weniger als eine halbe Million Menschen, erfüllen diese Kriterien und können demnach als echte Hypochonder gelten.[10] (*Siehe auch Kapitel* Hypochondrie in Zahlen, Daten, Fakten, *Seite 68*).

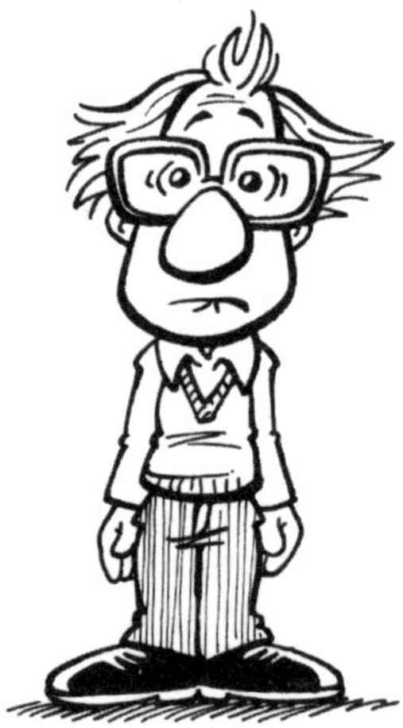

TYPISCHER NEUROTIKER

---

09 Obwohl es der Hypochonder heißt, möchte ich ausdrücklich darauf hinweisen, dass damit genauso gut Personen weiblichen Geschlechts gemeint sind. Bitte fühlen SIE sich nicht zurückgesetzt.

10 Die Wahrscheinlichkeit, dass ein „echter" ICD-10-Hypochonder dieses Buch kauft, ist, rein rechnerisch, sehr gering. Um hier eine hohe Trefferquote zu erzielen, müsste dieses Buch auflagenmäßig auf dem Jakobsweg erst einmal so manche Feuchtgebiete hinter sich lassen.

Die Kurve des Krankheitsbewusstseins

03.2

Doch was, so fragen Sie sich nun, bin ich, sind wir, sind all die anderen? Dazu müssen wir uns zunächst einmal die Kurve des Krankheitsbewusstseins ansehen.

Sie zeigt uns die Bandbreite des menschlichen Krankheitsbewusstseins. Links das eine Extrem: Die ganz harten Typen. Der Manager, der seine Körpertemperatur von 40 Grad Celsius für Börsenfieber hält, oder der Waldarbeiter, der sich mit der Kettensäge das Bein abtrennt und noch zu Fuß in die Klinik geht. Also Menschen, die Warnsignale ihres Körpers komplett ausblenden.[11] Am rechten Ende der Ordinate finden wir das andere Extrem: die echte Hypochondrie (nach ICD-10) und ganz rechts den hypochondrischen Wahn. Dazwischen liegt die große Masse derer, die ein „normales" Krankheitsbewusstsein haben. Die sich ins Bett legen, wenn sie krank sind. Die zum Arzt gehen, wenn sie Beschwerden haben, und beruhigt sind, wenn der Arzt sagt: „Keine Sorge, ist nichts Schlimmes." Die die Signale ihres Körpers verstehen und richtig einordnen können. Die Blähungen zwar als unangenehm empfinden, aber nicht als Po-saunen von Jericho, die den Zerfall der Darmwand herbeitrompeten ...
Bewegen wir uns auf der Kurve weiter nach rechts, kommen wir zu der Spezies Mensch, die ein übertriebenes Krankheitsbewusstsein pflegen.

---

11 Allerdings gibt es auch Menschen, die es tatsächlich nicht spüren, wenn sie z. B. ihre Hand auf die heiße Herdplatte legen. Sie leiden an einer peripheren Polyneuropathie, eine Folge des Diabetes, bei der die Nerven die (Schmerz-)Reize nicht mehr ans Gehirn melden können.

Nennen wir sie die HICs oder auch die kleinen Hypochonder. HIC steht für *heightened illness concern*, also erhöhte Krankheitsangst. Auch in dieser Gruppe ist die Bandbreite enorm, sind die Übergänge fließend. Fest steht: Deutschlands Wartezimmer sind voll von HICs. Aktuelle Schätzungen gehen davon aus, dass etwa 7 Prozent der Bevölkerung in Deutschland – also rund 6 Millionen – kleine Hypochonder[12] sind. Der Schritt zum „großen“ Hypochonder[13] ist dann letztlich eine Definitionsfrage. Und damit schließt sich der Kreis, wir sind zurück am Anfang dieses Kapitels. Die etwas sperrige ICD-10-Defintion können Sie ruhig wieder vergessen, aber behalten Sie die Kurve des Krankheitsbewusstseins im Kopf.

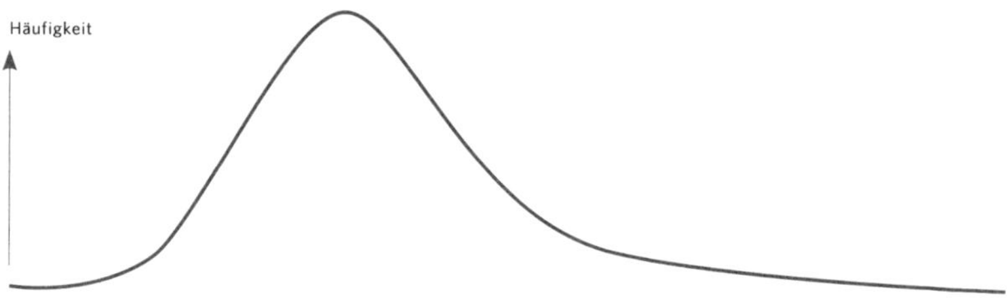

Die „Kurve des Krankheitsbewusstseins“ nach Bleichhardt, G. / Weck, F.: Kognitive Verhaltenstherapie bei Hypochondrie und Krankheitsangst. Heidelberg: Springer Medizin Verlag, 2007.

12 Psychiater und Psychotherapeuten würden den Begriff Hypochonder am liebsten ganz aus dem Sprachgebrauch verbannen, u. a. weil es Betroffenen leichter fällt, eine erhöhte Krankheitsangst einzugestehen und für sich anzunehmen, als die Hypochondrie.

13 Zwischen dem stark ausgeprägten HIC und dem echten Hypochonder findet sich auf der Kurve noch der Hypochonder auf Zeit. Bei diesem Typus sind alle Kriterien des ICD-10-Hypochonders erfüllt, bis auf die Dauer der Krankheitsüberzeugung. Vor allem Medizinstudenten fallen in diese Kategorie, doch dazu später mehr (*siehe Kapitel* Der Arzt als Hypochonder, *Seite 170*).

TAGEBUCH EINES HYPOCHONDERS

EINTRAGUNG NO. 2

Es ist schlimmer als gedacht. Heute in der Früh hatte ich neben meinen üblichen latenten Schmerzen im Bauch auch Augenprobleme. Wahrscheinlich hat die Sonne, die mich tagtäglich mit ihren Strahlen weckt, schon meine Netzhaut deformiert. Wenn mir das gestern schon aufgefallen wäre, hätte ich das auch noch in meinem medizinischen Lexikon nachgeschlagen. Bis vier in der Früh hab ich darin verzweifelt Symptome gesucht. Und es ist erschreckend, was ich alles haben könnte. Und jetzt noch die Augen dazu.
Dabei war die Nacht schon die Hölle: Kaum hatte ich das Lexikon weggelegt und die Lampe ausgeschaltet, ging es sofort los. Meine Atmung schien zuerst normal. Doch dann hab ich gemerkt, wie sie immer schneller wurde. Es war, als würde ich mit mir selbst um die Wette schnaufen. Und als ich gerade dabei war, mich zu überholen, begann dieses Kribbeln. Zuerst nur in den Gliedmaßen. Dann hat es sich ausgebreitet. Vor lauter Schreck hab ich den Atem angehalten. Quasi mitten in der Kurve. Das hat es ein wenig gestoppt. Aber irgendwann musste ich doch wieder einatmen.
Mir wurde schon schwarz vor Augen. Wenigstens wurde das Kribbeln weniger. Doch da! Kaum hatte ich wieder einen Atemzug genommen, hat mein Herz wie wild angefangen zu schlagen. Die Atemluft in meiner Gegend scheint bedrohliche Herzbeschwerden hervorzurufen. Ich aber kann mir einen Umzug nicht leisten. Ich bin verdammt, in dieser toxischen Atmosphäre elend zu verenden! Als mir das bewusst wurde, hat mein Herz noch mehr gerast. Schweißausbrüche haben sich eingestellt und meine Atemfrequenz hat einer neuen persönlichen Bestleistung entgegengesteuert. Und es kribbelte schon wieder:
Arme. Beine. Und von dort kroch es auf meine Mitte zu. Dem blanken Horror ausgesetzt und dem sicheren Tod geweiht, hab ich das einzig Richtige gemacht: Ich habe das Licht angemacht und in meinem medizinischen Lexikon nachgeschlagen, was das bedeuten könnte. So lange, bis mich der Schlaf übermannt hat.
Heute fühl mich ausgebrannt und bin sehr müde. Obendrein bin ich mir nicht sicher, ob mein Lexikon ein wirklich gutes medizinisches Fachbuch ist, wenn man sich so schlecht fühlt, nachdem man darauf genächtigt hat.

Wie Hypochonder ticken

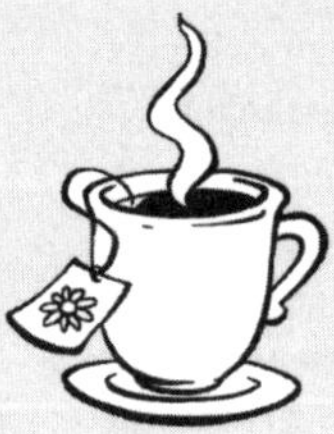

Warum sind die bloß so anstrengend?

04.1

Hypochonder haben oft ein Imageproblem in der Familie, im Freundeskreis, bei den Arbeitskollegen und auch in der Ärzteschaft.

Wo am Anfang noch ernst gemeintes Mitleid und Fürsorge herrschte, ist spätestens bei der dritten „durchgemachten" unheilbaren Erkrankung Schluss. Im besten Fall werden die ständigen Beschwerden ignoriert, im schlimmsten Fall rennen alle weg, sobald der Hypochonder den Raum betritt. Was macht Hypochonder so anstrengend für andere – und natürlich auch für sich selbst?
Die Beschäftigung mit der angenommenen Krankheit kann das ganze Leben durchdringen. Neben dem körperlichen Befinden sind die Gefühle, die Wahrnehmung, das Verhalten sich selbst und den Mitmenschen gegenüber irgendwie aus der Spur.
Im Zentrum steht die Krankheitsangst, oder etwas sanfter ausgedrückt, die Besorgnis, krank zu sein. Studien zeigen, dass Hypochonder die Wahrscheinlichkeit, an einer ernsthaften Erkrankung zu leiden, viel höher einschätzen als der Durchschnittsmensch. Auch die Folgen einer Erkrankung sehen sie schwärzer als der Rest. Von der einfachen Besorgnis über die Befürchtung und über die Angst bis hin zu Panikattacken reicht das Repertoire. Dabei kann die Angst sich auf die Erkrankung eines oder mehrerer Körperteile oder Organe beziehen.

Auslöser für Krankheitsängste kann praktisch jede körperliche Empfindung, jede körperliche Veränderung sein.

Versuchen sie doch einmal, gleich hier und jetzt, in sich reinzuhören, und finden Sie heraus, was Ihr Körper von der Zehen- bis zur Haarspitze gerade alles an die Schaltzentrale meldet. Sie können dazu auch gerne die Augen schließen …

Das reicht. Augen wieder auf und munter aufgezählt, was Sie alles spüren. Normalerweise sollten Sie locker auf 10 bis 20 Empfindungen kommen.

> 5: Wenn Sie mehr als fünf körperliche Empfindungen aufzählen können, sind Sie wahrscheinlich noch am Leben, aber nur gerade so.

< 5: Unter fünf Empfindungen – und Sie gehören wahrscheinlich nicht mehr der Fauna, sondern der Flora an.

< 3: Weniger als drei? Sie sind ein Stein! Legen Sie das Buch zur Seite und konsultieren Sie sofort einen Mineralogen[14].

Allein schon die Rückmeldung ans Gehirn, wie sich Ihr Körper im Raum befindet, liefert etliche Empfindungen. Sitzen am Tisch liefert zum Beispiel Kontaktmeldungen von Fußsohlen, Oberschenkeln, Po, Rücken, Unterarmen. Gehen wir von paarig angelegten Extremitäten[15] aus, sind das schon acht. Dazu kommt dann noch allerlei wie der Füllungsstand des Magens und der Blase, der Zustand der Schleimhäute (trockene Augen, trockener Mund), das Temperaturempfinden. Dann gibt es vielleicht Dinge, die

14 Gesteinskundler, arbeitet mit unbelebter Materie. In der Medizin kümmern sich u. a. Urologen um Steine, um Nierensteine. Auch Urologen haben es bisweilen mit unbelebter Materie zu tun – Dank Viagra & Co. gelingt ihnen aber des Öfteren die Reanimation eigentlich Totgeglaubter. Der Vollständigkeit halber: Um Gallensteine kümmern sich Gastroenterologen und Abdominalchirurgen.

15 Als Extremität (aus dem Lateinischen) wird im weiteren Sinne all das bezeichnet, was vom Körper eines Menschen oder Tieres herausragt. Im engeren Sinne sind es die Gliedmaßen, also Arme und Beine. Was daran nun extrem sein soll, weiß ich auch nicht. Die spinnen, die Römer!

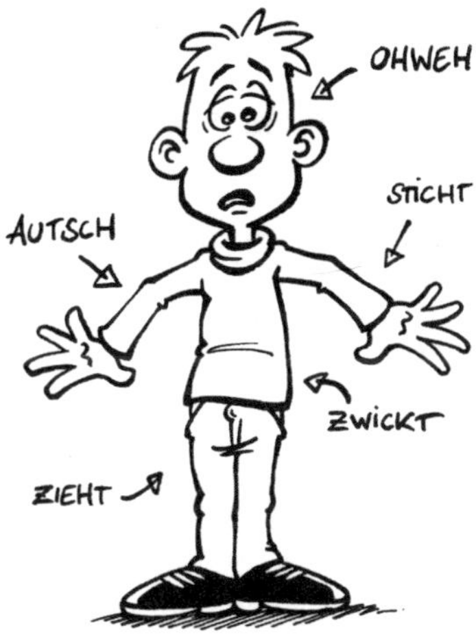

unangenehm auffallen: Vielleicht juckt die Haut am Bein an der Stelle, wo die Socke in die Wade schneidet, oder der Rücken schmerzt vom vielen Sitzen? All das können Sie mit ausgestellten Antennen auch empfangen. Nehmen Sie eine leichte Erkältung oder eine Stresssituation im Beruf hinzu und die Liste wächst noch schneller an.

Im „Normalbetrieb" werden die meisten dieser Empfindungen oder eben auch Symptome von unseren internen Bewusstseinsfiltern ausgeblendet – zumindest bis zu einem gewissen Schwellenwert. Die Fähigkeit, Reize auszublenden, variiert je nach Situation und Tagesform. Sicher hat jeder schon einmal die Erfahrung gemacht, dass aus dem kleinen Mückenstich, den man den ganzen Tag über locker ignoriert hat, nachts im Bett ein quälender Juckreiz erwächst, der einem die Nachtruhe ganz schön versauen kann. Nachts kommen insgesamt weniger Reize im Gehirn an, sodass einzelnen mehr Aufmerksamkeit geschenkt werden kann.

Praktische Übung: Hypochonder-Yoga

04.2

Doch halt, bevor es zu theoretisch wird, schieben wir an dieser Stelle ein paar praktische Übungen aus **Hypochonders Do-it-yourself- Symptombaukasten** ein.

Dazu lockern Sie Ihre Kleidung ein wenig und entfernen spitze, scharfkantige und zerbrechliche Gegenstände aus Ihrer näheren Umgebung. Achten Sie darauf, dass mindestens eine Person in Rufnähe ist, die Ihnen ggf. zu Hilfe eilen kann. Sind Sie nun bereit für eine Runde Hypochonder-Yoga? Gut, dann beginnen wir mit **der ersten Übung**: Richten Sie den Oberkörper gerade auf, holen Sie tief Luft, füllen Sie die Lungen bis in die Spitzen mit Sauerstoff und halten Sie den Atem an. Nun pressen Sie die Daumen in etwa auf Höhe der Brustwarzen seitlich in den Zwischenraum zwischen zwei Rippen. Schon spüren Sie einen unangenehm stechenden Schmerz im Brustkorb. Drücken Sie nun abwechselnd einmal auf der linken, einmal auf der rechten Seite. Na, das klappt doch vorzüglich! Und nun bitte wieder ausatmen und entspannen.

Für **die zweite Übung** legen Sie den Kopf etwas in den Nacken, die Hände ruhen ganz leicht auf dem Hals, in etwa dort, wo der Kehlkopf ist. Nun versuchen Sie schnell hintereinander zehnmal zu schlucken: Schon nach dem dritten oder vierten Mal wird es beschwerlich, nach dem sechsten Mal haben Sie das Gefühl, Ihr Kehlkopf habe die Größe eines Apfels,[16] nach dem siebten Mal Schlucken, dass ein Apfel im Kehlkopf festsitzt,

16 Sogenanntes Globusgefühl: Die Welt zu Gast im Hals von Freunden …

und spätestens nach dem achten Mal, dass Sie gar nicht mehr schlucken können. Ist das nicht wunderbar? Gut, nun bitte wieder entspannen. Falls Sie etwas trinken möchten, wäre jetzt ein geeigneter Zeitpunkt.
Als Nächstes nehmen Sie sich bitte ein Stück Papier (für Beamte: Din A4, Stärke 80g, unliniert und ohne Karos) in die rechte Hand und legen es flach auf die linke Hand. Jetzt strecken Sie den linken Arm vor sich aus und fixieren das Papier mit den Augen. Nach kurzer Zeit werden Sie zittern wie ein Lämmerschwanz. Falls Sie kein Papier zur Hand haben, strecken Sie einfach die Arme mit den Handflächen nach oben in Brusthöhe nach vorne und spannen Sie die Fingermuskulatur an. Erst beginnen die Hände zu zittern, bald gesellen sich lustige Muskelzuckungen hinzu.
Für **die letzte Übung** stellen wir uns aufrecht hin und beugen dann unseren Oberkörper so weit es geht Richtung Boden und verharren für ca. eine Minute in dieser Stellung. (Atmen nicht vergessen). Nun richten wir uns schlagartig auf und fühlen, wie uns eine Welle von Benommenheit und Schwindel überspült.

Wer jetzt immer noch nicht genug hat, kann auf der nächsten Seite noch weitere Übungen finden. Alle anderen setzen sich bitte wieder bequem hin, um im nächsten Abschnitt zu erfahren, was Hypochonder und Fans der Kastelruther Spatzen verbindet.

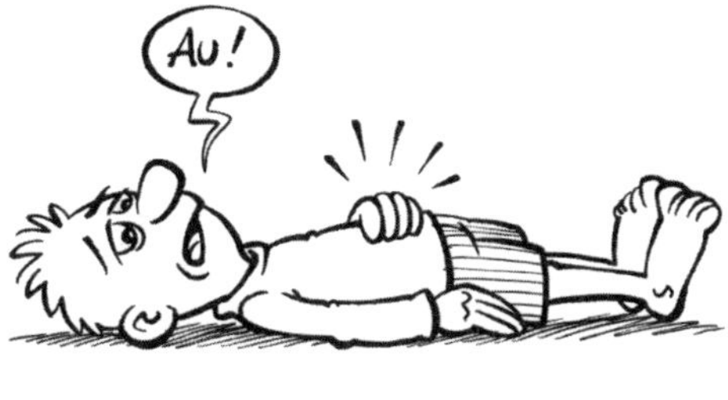

HYPOCHONDER-YOGA

Hypochonder-Yoga: Do-it-yourself-Symptome

Die Hyperventilation[17] **:** der „Psycherl-Klassiker" schlechthin. Mit dieser Übung können Sie gleich mehrere recht drastische Symptome hervorrufen: Schwindel, Benommenheit, Taubheits- und Kribbelgefühle in den Händen bis hin zu Verkrampfungen der Hände zur sogenannten Pfötchen- oder Geburtshelferstellung, Atemnot, Herzklopfen. Dazu müssen Sie einfach mehrmals hintereinander übertrieben ein- und ausatmen (*siehe auch* Das Hyperventilationssyndrom, *Seite 95*).

Die Treppe: Moderne Menschen überwinden Höhenunterschiede in Gebäuden entweder mit dem Aufzug oder aber mit der Rolltreppe. Es wird nicht mehr lang dauern, dann wird Treppensteigen in der Schule unterrichtet werden müssen – und zwar im Fach Geschichte. Es ist also gar nicht verwunderlich, dass natürliche Körperreaktionen – wie Herzklopfen, Aus-der-Puste-kommen oder Schwitzen, die beim Untrainierten bei eigenbeinigem Treppensteigen auftreten – als Krankheitssymptome interpretiert werden.

Der Drehsesselpilot oder auch selbst gedrehter Schwindel: Eigentlich ein alter Bekannter aus Kindertagen. Mit Schwung herum. Für einen schönen Schwindel muss es gar nicht einmal die volle Drehung sein. Auch in Chefsesseln haben manche den Dreh raus.

---

17 Als F45.33 Teil einer autonomen somatoformen Störung.

TAGEBUCH EINES HYPOCHONDERS

EINTRAGUNG NO. 3

Nur du, mein Tagebuch, scheinst mich wirklich zu verstehen. Es ist grausam, wie sehr die Menschen einen aufs Abstellgleis stellen, wenn man krank ist. Es sind kalte, hartherzige und zutiefst schadenfreudige Wesen.
Heute beim Bäcker beispielsweise: Ich seh die Rosinen auf dem Plunder und sie erinnern mich sofort an das Muttermal an meinem Oberschenkel. Die Verkäuferin, der ich das erzähle, lacht aber nur und sagt, dann dürfe aber sie ja nicht mal das Roggenbrot anschauen, weil dessen Rinde sie sofort an ihre Orangenhaut erinnere.
Erkennt sie denn nicht, in welcher aussichtslosen Lage ich mich befinde? Da macht man sich doch nicht lustig darüber!
Meine Nachbarin ist da um nichts besser: Ich erkläre ihr – freundlich und ausführlich, damit sie es auch wirklich versteht –, wie die Anzeichen für einen Gehirntumor aussehen und dass ich, wenn ich 30 Sekunden lang meine Augen massiere und anschließend in meine Schreibtischlampe sehe, exakt diese Phänomene bei mir erkennen kann.
Und sie? Was tut sie? Sie fragt mich, ob der Gehirntumor jetzt wenigstens die Malaria besiegt hat, die ich mir letzten Sommer im Park zugezogen hätte.
Es war doch keine Malaria, es hätte sie bloß sein können. Oder die Schlafkrankheit. Oder das Fleckfieber. Bei all den exotischen Pflanzen in dem Park wäre es auch keine Überraschung gewesen. Aber ich hatte das Glück des Tüchtigen: Ich hab mich ja vorsorglich schon ab den ersten Juni-Tagen vom Park ferngehalten. Überhaupt von Pflanzen. Ich bin einfach den letzten Sommer so gut es ging zu Hause geblieben. Was natürlich auch die perfekte Hautkrebs-Prophylaxe darstellt.
Natürlich nur, falls es bei mir nicht ohnehin schon zu spät ist.
Aber das wollte sie schon gar nicht mehr hören.
Wenn ich erst einmal tot bin, dann wird die schauen! Eigentlich schade, dass ich das dann nicht mehr erleben kann.

Typische Wesenszüge und Verhaltensweisen

04.3

Typisch ist bei hypochondrisch veranlagten Menschen ein besonders intensiver, akribischer, kreativ bis absurder Umgang mit den Symptomen und der Krankheit, die befürchtet werden.

Regel Nummer eins: Fragen Sie einen Hypochonder nie nach seinen Beschwerden, wenn Sie an dem Tag noch etwas vorhaben. Denn wo andere sich mit dem Satz begnügen: „Mir tut der Bauch weh, und zwar genau hier", wird der Hypochonder das kleinste Detail, die geringste Nuance erwähnen und beschreiben.

Das ist in etwa so, wie wenn Ihnen ein echter Fan der Kastelruther Spatzen „kurz" etwas über seine Lieblingsband erzählt: Nach Aufzählung und Bewertung der 38 Studioalben inklusive der entsprechenden Singleauskoppelungen, der sechs Best-of-Alben, der sieben DVDs, der zwölf Echo-Awards, diverser goldener Stimm- und Mistgabeln und so weiter und so fort über die ehrfürchtige Ausrufung der Namen, des Alters, der bürgerlichen Berufe bis hin zum Familienstand und der Anzahl der Kinder der einzelnen Bandmitglieder, werden Sie erschöpft zu Boden sinken und sich wünschen, dass Sie auf der Stelle ein Silbereisen ins Herzilein träfe und Sie mit einem leise gehauchten „Moik" auf den Lippen schunkelnd im Carmen-Nebel versänken.

Neben der Verliebtheit ins Symptom kennzeichnet den Hypochonder eine unglaubliche Kreativität beim Knüpfen von Kausalketten: So findet er einen – zumindest für sich selbst völlig einleuchtenden – Zusammenhang zwischen dem Symptom Brennen der Fußsohlen und der Tatsache, an multipler Sklerose erkrankt zu sein. Mögen noch so viele Umwege nötig sein, das Symptom findet das Ziel. Genauso zielstrebig werden medizinische Informationen unterschiedlichster Quellen – vom Hausarzt über den Friseur, die Schwiegermama, den Heilpraktiker, den Schamanen, aus Büchern, Funk, Fernsehen und seit einigen Jahren immer stärker aus dem Internet – wie ein nasser Schwamm aufgesogen. Passende Informationsstücke werden herausgehackt, zurechtgestutzt und weiterverarbeitet, um die eigene Krankheitshypothese zu unterstützen.

Für uns alle gilt: Der Mensch hört und sieht, was er hören und sehen will und was ihn in seiner Grundeinstellung bestätigt. Die Wahrnehmung eines Hypochonders ist aber noch viel selektiver. Die Ausgangsbasis ist einfach eine andere: Es besteht immer der dringende Verdacht, krank zu sein. Das führt dazu, dass die meisten Hypochonder ständig zum Arzt gehen (*siehe auch Kapitel* Hypochondrie in Zahlen, Daten, Fakten, *Seite 68*), in etwa dreimal so häufig wie Menschen mit normalem Krankheitsbewusstsein.[18] Entgegen der landläufigen Meinung suchen sie dabei weniger die Bestätigung Ihrer Krankheit, sondern vielmehr die Bestätigung, dass sie gesund sind.[19] Dieses Verhalten heißt auf Psychologisch Rückversicherung und es gehört auch zu den typischen Verhaltensweisen.[20] Natürlich versuchen Hypochonder sich diese Rückversicherung auch von anderen Menschen in ihrem Umfeld zu holen und gehen damit Freunden, Verwandten und Kollegen gehörig auf die Nerven. Leider hält die Bestätigung

---

18 (Hierzu ein Sparwitz – und deshalb in Klammern. Frage: Warum grüßen sich zwei Hypochonder nicht, wenn sie sich nachmittags auf dem Weg zum Hausarzt begegnen? Antwort: Sie haben sich am Morgen schon im Wartezimmer getroffen.)

19 Es ist eher typisch für die anderen somatoformen Störungen, dass die Bestätigung des Krankseins vom Arzt erwartet wird.

nicht lange vor, bald kehrt die Angst zurück, ob nicht doch etwas übersehen wurde, und der nächste Rückversicherungsversuch wird gestartet. Stellen Sie sich das vor wie bei einem alten Handy-Akku: in immer kürzeren Intervallen muss das Telefon an die Ladestation.

Ein besonderes Problem der Rückversicherung ist, dass selbst der gutmütigste Hausarzt beim x-ten Besuch und der x+1-ten Versicherung, dass alles in Ordnung ist und kein Grund zur Sorge besteht, die Geduld und vielleicht auch die nötige Gelassenheit verliert und langsam, aber sicher genervt reagiert (*siehe auch Kapitel* Der Hypochonder beim Arzt, *Seite 174*). Das merkt der Hypochonder natürlich auch und geht dann, statt jedes Mal zum gleichen, lieber gleich jedes Mal zu einem anderen Arzt. Auf Englisch heißt dieses Phänomen Doctor Hopping.[21]

Ebenfalls aus dem Englischen kommt der Begriff Body-Checking. Im Gegensatz zum Eishockeyspieler befasst sich der Hypochonder dabei ausschließlich mit seinem eigenen Körper bzw. mit dem, was aus seinem Körper herauskommt. Zu den Highlights zählt das Abtasten verschiedener Körperregionen, in denen eine Krankheit vermutet wird, zum Beispiel der Brust (Brustkrebs) und der Lymphknoten (Aids) sowie eine genau Untersuchung des Stuhls[22] (Darmkrebs).

---

20 Ebenso typisch, aber seltener, ist das Gegenteil der Rückversicherung: die Vermeidung. Hypochonder, die Vermeidung praktizieren, gehen eben nicht zum Arzt, weil sie fürchten, er könne ihre Krankheitsvermutung bestätigen. Bei manchen geht die Vermeidung so weit, dass sie weder Zeitung, Radio, Fernsehen oder Internet benutzen, aus Angst, etwas über ihre Krankheit darin zu finden. Andere vermeiden jegliche Anstrengung, um ihren vermeintlich geschwächten Körper nicht zu belasten.

21 Kommt in anderem Zusammenhang gelegentlich auch bei Krankenschwestern und -pflegern vor …

Body-Checking

- Kontrolle von Blutdruck und Puls (Herz-Kreislauf-Erkrankungen)
- Ständige Gewichtskontrolle (Angst vor dem Gewichstverlust bei Krebs)
- Absuchen der Haut nach Veränderungen (Hautkrebs)
- Abtasten des Bauches (Magenkrebs)
- Ständiges Überprüfen der Sehfähigkeit (Angst vor Gehirntumoren und Erkrankungen, die den Sehnerv befallen können)
- Nase-Finger-Versuch, „auf dem Strich" gehen, auf einem Bein stehen: dient dem Ausschluss von Krankheiten der Nervenleitungen
- Fitnesstests, um zu prüfen ob der körperliche Verfall schon eingesetzt hat

Quelle: Modifiziert nach Bleichhardt & Weck, 2007

Diese Körperkontrollen dienen ebenfalls der Rückversicherung und folgen dem gleichen Muster: Der Hypochonder muss sie immer öfter durchführen, um sich zu beruhigen. Weitere Beispiele für Body-Checking und die zugehörigen Erkrankungen finden Sie im Kasten oben.

Dämmert es Ihnen auch schon? Hypochonder werden ist nicht schwer, Hypochonder sein dagegen sehr.

---

22 Die Stuhlvisite gibt es – ohne Scheiß! – auch im Krankenhaus: Die versammelte Ärzteschaft lässt sich benutzte Bettpfannen präsentieren, um aus Konsistenz, Farbe und Geruch des Inhalts auf bestimmte Erkrankungen zu schließen.

TAGEBUCH EINES HYPOCHONDERS

EINTRAGUNG NO. 4

Heute ist es wieder der Bauch. Und er wird schlimmer. Diese schreckliche Ahnung wird tatsächlich langsam zur Gewissheit. Ich spüre förmlich die Diagnose, die mit allerlei Komplikationen verbunden sein wird.
Oh, warum ich? Und warum immer mein Bauch?!
Heute beim Mittagsschlaf sind wieder meine Kindheitsfreunde (Freunde?) Hans und Ingrid vor meinem geistigen Auge aufgetaucht. Sie haben gelacht. Wie schon so oft. Dann habe ich Hans mit meinem medizinischen Wörterbuch erschlagen. Dann ist meine Mutter erschienen. Sie war so voller Herzensgüte. Sie brachte mir Kamillentee und hat mich mit einer Wolldecke zugedeckt. Kurz war alles gut.
Dann aber verwandelte sich die Wolldecke in meinen Vater. Er hat mich angemotzt, ich solle nicht simulieren und nur weil ich auf Skikurs fahren müsse, gehe nicht gleich die Welt unter. Er hatte leicht reden. Er musste ja nicht mit Hans und dem stinkenden Thomas und dem brutalen Ulf im Zimmer schlafen. Er wollte noch etwas sagen, aber ich hab ihn einfach in meiner Tasse Kamillentee ertränkt.
Dann bin ich wieder aufgewacht. Ich war zuerst sehr froh, mich nicht im Skikurs wiederzufinden. Dann aber packte mich mein schlechtes Gewissen: Was würde Muter dazu sagen, dass ich Vater ermordet hatte? Darauf meldete sich sofort mein Bauch.
Warum träum ich auch so etwas? Das muss das Fieber sein. Ich war so mit Bauch, Augen und Muttermal beschäftigt die letzten Tage, dass ich ganz vergessen habe, Fieber zu messen. Gegen meine Gewohnheit. Wahrscheinlich sind das die Nachwirkungen von Vater, Hans, Ingrid und der unbekannten Tropenkrankheit aus dem Park.
Und natürlich eine natürliche Abstoßungsreaktion auf Sybille. Sie ist mir dann auch gleich wieder eingefallen: Meine „großartige" große Schwester. Diese gefühllose Amazone, die jedem Ball nachgelaufen ist, jedes Rad

...

Eintragung No. 4 – Fortsetzung

bestiegen hat und in jedes Wasser gesprungen ist. So, als ob es nur zum Spaß für sie gemacht wäre. Wildfremdes Wasser! Noch dazu in einem Freibad!
Ach, ich bin es so leid, von all diesen unsensiblen und grob gestrickten Holzklötzen umgeben zu sein, die mit Blindheit geschlagen durch diese Ansammlung von Bakterien und Viren laufen, die man Welt nennt.
Ich aber ... ich ... ICH! ... ich darf mich nicht so aufregen.
Das belastet mein Immunsystem.
Ich mach mir jetzt die zwölfte Kanne Kamillentee und denke an Mutter.
Und an morgen. Nicht vergessen: Fieber messen!

Was macht uns zu Hypochondern?

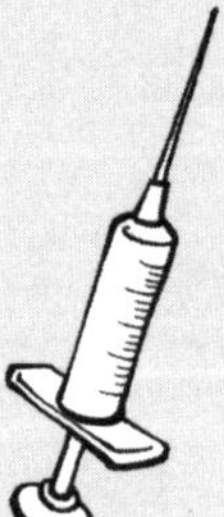

Das Glaubensbekenntnis der Krankheitsangst

05.1

Wie Hypochonder ticken, wissen wir jetzt. Aber warum ticken sie so, wie sie ticken? Was macht aus einem Menschen mit gesunder Krankheitsangst einen kleinen oder gar einen großen Hypochonder?

Bevor wir uns auf die Suche nach der Antwort machen und in Körper, Seele und Geist stöbern, sprechen wir gemeinsam – als Einstimmung – das Glaubensbekenntnis der Hypochonder:[23]

- Alle anderen sind gesünder als ich.
- Alle anderen sind körperlich und geistig belastbarer als ich.
- Wenn ich nicht immer höllisch aufpasse, werde ich sofort krank.
- Wahrscheinlich werde ich mein Leben lang in Behandlung sein.
- Murphys Law wurde nur für mich geschrieben: „Alles, was schiefgehen kann, wird auch schiefgehen."

Im Namen der Krankheit, der Fehldiagnose und der Nebenwirkung, Amen!

---

23 Es bietet sich an, das Glaubensbekenntnis mit einer leisen, brüchigen und etwas weinerlichen Stimme vorzutragen, quasi im Erich-Honecker-Style. Sie wissen schon: „Den Sozialismus in seinem Lauf, halten weder Ochs noch Esel auf" – und weg war er.

So, jetzt aber in medias res[24]: Haben Sie schon einmal den wundersamen Begriff multifaktorielle Genese gehört? Nein? Dann merken Sie ihn sich ab jetzt gut. Er taucht immer dann auf, wenn Mediziner die Ursache eines Problems nicht genau benennen können bzw. wenn es zu viele mögliche Ursachen gibt, die alle irgendwie eine Rolle spielen könnten. Der Mensch an sich ist eben ein kompliziertes Wesen. Und die menschliche Psyche ist es erst recht ...

Beim Hypochonder muss man sich die multifaktorielle Genese als ein Zusammenspiel aus prädisponierenden Faktoren und Vulnerabilität, auslösenden Faktoren und aufrechterhaltenden Bedingungen vorstellen. Soll heißen: Es muss schon einiges zusammenkommen, bis man ein waschechter Hypochonder wird.

24 Aus dem Lateinischen: mitten in die Dinge, im Sinne von „gleich zur Sache kommen".

Prädisponierende Faktoren und Vulnerabilität

05.2

An den Genen liegt es – nach dem bisherigen Stand der Wissenschaft wohl nicht. Kein Mensch wird also als Hypochonder geboren.

Doch schon bald nach der Geburt können die ersten Grundsteine gelegt werden: Säuglinge und Kleinkinder, Kinder und Jugendliche müssen auf dem Weg ihrer Persönlichkeitsentwicklung vielen Widrigkeiten trotzen. Zu diesen Widrigkeiten zählen zunächst einmal auch die eigenen Eltern, die zwar ihren Kindern (hoffentlich) wohlwollend gegenüberstehen, aber wohlwollend bedeutet eben nicht unbedingt gleich wohltuend. Die Erziehung bietet Eltern derart viele Gelegenheiten, die Psyche, Denke und Fühle ihrer Kinder zu verkorksen, dass es einen eigentlich schon wundern muss, dass unterm Strich etliche Mitmenschen ganz normal und nett sind, und die meisten zumindest als erträglich und eigenständig überlebensfähig gelten. Was soll also zum Beispiel aus dem kleinen Luis werden, dessen Mutter (oder Vater) beim kleinsten Pups schon den Kinderarzt konsultiert? Was wird aus der kleinen Paula, die beim leisesten Anflug einer Bronchitis von Mama (oder Papa) ins Bett gesteckt wird? Oder aus dem kleinen Klaus, der nur dann von seinen Eltern betüddelt wird, wenn er krank ist? Sie ahnen es schon – mindestens kleine Hypochonder.

Bringen die Eltern eines Kindes körperlichen Symptomen eine besondere Aufmerksamkeit oder Ängstlichkeit entgegen oder wird ein Erziehungsstil gepflegt, bei dem Kranksein in irgendeiner Form regelmäßig belohnt wird, kann dies die Entstehung einer Krankheitsangst begünstigen.

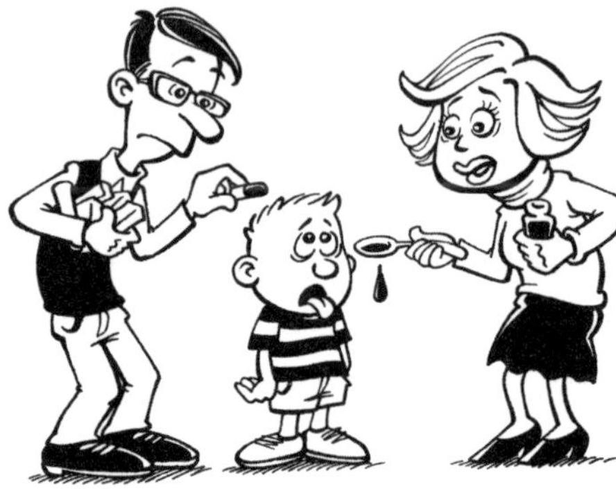

PRÄDISPONIERENDE ELTERN

Menschen, die als Kind besonders häufig krank waren, werden auch im späteren Leben anders mit Krankheit umgehen als jemand, der als Kind kerngesund war: Fast 40 Prozent der Hypochonder geben an, als Kind besonders häufig krank gewesen zu sein. In der Vergleichsgruppe ohne Krankheitsangst sagen das nur 8 Prozent.

Einen starken Einfluss dürften auch in der Kindheit miterlebte Krankheiten oder der Tod der Eltern, Geschwister, Großeltern, Freunde etc. haben. Ist z.B. der Vater an einem Herzinfarkt gestorben, wird beim krankheitsängstlichen Sohn wahrscheinlich die Angst, herzkrank zu sein, im Vordergrund stehen. Oft ja nicht ganz unbegründet.
Sie merken schon: Die Hypochondrie ist wie das Leben: großes Theater mit komischen, aber auch traurigen und tragischen Momenten.[25]

25 Zu den gar nicht komischen Momenten zählt die Tatsache, dass zwischen Gewalterfahrungen, traumatischen sexuellen Erlebnissen und schwierigen familiären Verhältnissen in Kindheit und Jugend und erhöhter Krankheitsangst im Erwachsenenleben ein Zusammenhang besteht. Allerdings führen solch schwere Kindheitsschicksale grundsätzlich zu einer erhöhten Anfälligkeit für psychische Störungen.

Ein Persönlichkeitsmerkmal, das man bei Hypochondern häufig findet, ist der sogenannte Neurotizismus. Stellen Sie sich vor Ihrem geistigen Auge einfach Woody Allen vor, er hat den Neurotiker in vielen seiner Rollen und Filmen ideal verkörpert: als einen zutiefst unsicheren, ängstlichen und nervösen Menschen, den der leiseste Anflug von Stress schon aus der Bahn werfen kann.
Eine weitere typische Persönlichkeitseigenschaft ist die *Alexithymie*[26]. Darunter versteht man die Unfähigkeit, die eigenen Gefühle zu erkennen, zu verstehen und auszudrücken ... Hallo, trifft das eben Beschriebene nicht auf jeden Mann zu??? Na egal, jedenfalls werden dann von Gefühlen ausgelöste körperliche Reaktionen nicht in den richtigen Zusammenhang gebracht. Zum Beispiel können Betroffene einfach folgende Gleichung nicht lösen:

$$\text{Prüfungsangst} + \text{Stress} = \text{Übelkeit} + \text{Flitzekacke}^2$$

Bei Alexithymie lautet die Gleichung:

$$X = \text{Übelkeit} + \text{Flitzekacke}^2$$

Mit der Suche nach der Unbekannten X beginnt dann oft schon die Reise ins Hypochonderland.

---

26 Die Alexithymie ist allerdings auch typisch für andere psychosomatische Erkrankungen.

Auslösende Faktoren

05.3

Der Umgang mit Krankheit ist Menschen schon immer schwergefallen. Das hat zum einen etwas mit der schon angesprochen Urangst zu tun, zum anderen mit der Tatsache, dass viele Menschen einfach nicht verstehen können, warum sie erkranken.

Die meisten suchen einfache Antworten auf komplexe Fragen.[27] Kein Wunder, dass sich in bornierten Köpfen die „Krankheit als Geißel Gottes" so lange halten konnte. Es ist ja auch zu verlockend, Krankheit als Bestrafung, als Folge einer auf sich geladenen Schuld aufzufassen. Nun gibt es ja tatsächlich nachgewiesene Verbindungen zwischen bestimmten Lebensweisen (beispielsweise Rauchen, Fressen, Saufen) und bestimmten Erkrankungen, sodass manchmal der Selber-schuld-Aspekt nicht ganz von der Hand zu weisen ist. Allerdings sind in der Medizin einfache Antworten auf das Wie, das Warum und vor allem das „Warum ich?" eher selten (nicht vergessen: multifaktorielle Genese!). Ausnahmen sind meist in chirurgischen Fachgebieten zu finden: Sturz und Bruch, Schlag und Veilchen, Peng und tot. Hypochonder haben oft das Gefühl, dass ihre übermäßige Krankheitsangst ganz plötzlich angefangen hat, als ob irgendjemand ei-

27 In der Landarztpraxis meines Vaters gab es eine Frau, die ihn bei jedem Besuch anflehte: „Herr Doktor, sagen sie doch nur das eine Wort." Ich weiß nicht mehr, welche Krankheit die Dame hatte, jedenfalls suchte sie eine klare Antwort auf ihr Schicksal. Die blieb ihr mein Vater – ein guter Arzt, aber nicht mit seherischen Qualitäten ausgestattet – notgedrungen wohl schuldig. Vielleicht hätte es Papa ja mal mit der Antwort „Zweiundvierzig" versuchen sollen.

nen Schalter umgelegt hätte. Und tatsächlich zeigt sich oft ein zeitlicher Zusammenhang zwischen dem „Ausbruch" der Krankheitsangst und einem einschneidenden persönlichen Erlebnis.

Zu diesen Auslösern können unter anderem zählen:

- Die Erkrankung oder der Tod nahestehender Personen,
- negative Lebensereignisse, wie z. B. die Trennung vom Partner, der Abstieg des Lieblingsvereins (für Männer) oder die Nachricht, dass George Clooney nun doch geheiratet hat (für Frauen),
- zu viel Stress über einen zu langen Zeitraum (am Arbeitsplatz, in der Ehe) und nicht zuletzt
- schlechte Erfahrungen mit Ärzten (Fehldiagnosen, Kunstfehler, ja auch die gibt es ...), in Krankenhäusern usw.

Trotzdem ist diese Schaltertheorie nicht ganz die richtige, besser trifft es wahrscheinlich die Tropfen-der-das-Fass-zum-Überlaufen-bringt-Hypothese. Hypochonder haben ja über die Jahre hinweg eine gewisse Anfälligkeit (die sogenannte Vulnerabilität oder Prädisposition) erworben, sie bewegen sich auf der Kurve des Krankheitsbewusstseins stetig nach rechts. Und irgendwann überschreiten sie dann die Schwelle. Die eigentlichen Auslöser der Krankheitsangst sind allerdings weniger die Lebensereignisse als vielmehr körperliche Vorgänge, die diese Erlebnisse begleiten und die dann falsch „einsortiert" werden. Intensive Gefühle wie Wut, Trauer, Angst und Hass haben ein enormes Stresspotenzial, und Stress kann nun wirklich jede Menge Symptome hervorrufen[28] (*siehe auch* Symptome und ihre eigentlich harmlosen Ursachen, *Seite 98*). Bei Herzschmerz durch Liebeskummer bringen aber leider weder Bypässe noch Stents Erleichterung.

---

28 Übrigens: Auch Krankheitsangst kann Stress auslösen und somit echte Symptome produzieren. Schon beginnt sich der Teufelskreis zu drehen (*siehe auch den Begriff* somatosensorische Verstärkung, *Seite* 51).

TAGEBUCH EINES HYPOCHONDERS

EINTRAGUNG NO. 5

Ich frage mich langsam, was an unseren Universitäten gelehrt wird! Gibt es da Seminare in Wegschauen? Blockveranstaltungen zum Thema: Plattitüden und Allerweltsgeschwafel?
Heißen die Prüfungsfragen dort: Wie ignoriere ich Wesentliches? Oder wie ist sonst die Existenz eines Arztes zu erklären, den ich heute – in höchster Not wohlgemerkt – aufgesucht habe und der mir dann, nachdem ich ihm meine dramatische Lage dargelegt habe, nichts anderes zu sagen weiß als: „Das wird schon wieder!"?
Woher will denn der das wissen? Nur weil ich heute mal zufällig kein Fieber hatte? Er hat mich nicht mal richtig untersucht, obwohl ich ihm alles erzählt habe: Die seltsamen Veränderungen am Muttermal, die mit bloßem Auge kaum zu erkennen sind, das seltsame Gefühl in den Augen nach wissenschaftlichen Nächten (in denen ich wohl mehr gelernt habe als er in seinem ganzen Studium), die rasende Atmung in der Nacht, an die ich mich fast schon gewöhnt habe, wenn nicht mein auffälliger Herzschlag mich wach halten würde, der wahrscheinlich von dieser bis heute noch undiagnostizierten Tropenkrankheit herrührt, die ich mir im Park geholt habe und die mit an Sicherheit grenzender Wahrscheinlichkeit kurz vor dem Ausbruch steht.
Ich hab ihm das alles wirklich zu erklären versucht, aber was sagt dieser Medizinmann? „Wann haben Sie denn das letzte Mal Sport getrieben?" Was soll das damit zu tun haben? Ist das etwa eine Diagnose? Er ist der Arzt.
Ich bin bei ihm. Also bin ich krank. Das ist doch wohl logisch! So was macht doch keinen Spaß, krank zu sein! Das ist harte Arbeit.

Aufrechterhaltende und/oder verstärkende Bedingungen

05.4

Bisher haben wir gehört, dass bestimmte Erfahrungen und Entwicklungen einen Menschen anfällig machen, eine erhöhte Krankheitsangst zu entwickeln.

Wir wissen nun auch, dass es bestimmte Auslöser gibt, die dafür sorgen können, dass aus einem Menschen mit normaler Krankheitsangst ein kleiner, manchmal auch ein großer Hypochonder wird. Als ob das nicht schon genug wäre, gibt es nun auch noch Verhaltensweisen, die eine Hypochondrie am Laufen halten und sie manchmal sogar noch verstärken.
Es beginnt damit, dass Hypochonder wahre Meister des Teufelskreises sind: In der Fachsprache nennt man diese Eigenschaft somatosensorische Verstärkung. Hypochonder gießen also selbst ständig Öl auf das Feuer ihrer Krankheitsangst und halten es so nicht nur am Leben, sondern schüren es sogar.

Die somatosensorische Verstärkung hat viel mit dem Glaubensbekenntnis des Hypochonders zu tun, sie beginnt mit einer bestimmten Einstellung: Körperliche Empfindungen werden als unangenehm intensiv, störend bis schädlich wahrgenommen. Der Hypochonder neigt dazu, zu glauben, dass die Ursache eine Krankheit ist, jedenfalls dass das Gespürte sicher nicht normal ist.

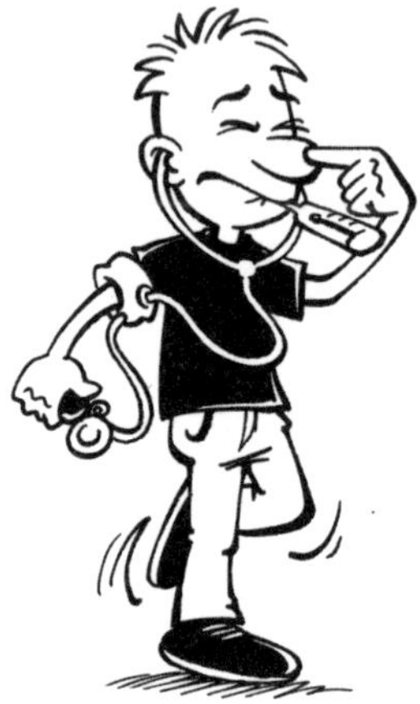

BODY-CHECKING

Ein weiterer Guss Öl ins Feuer ist die sogenannte Hypervigilanz. Gemeint ist damit ein auf sich selbst gerichteter Überwachungsfimmel, bei dem kleinsten körperlichen Empfindungen größte Aufmerksamkeit geschenkt wird. So kann sich ein Hypochonder stundenlang mit Body-Checking beschäftigen, sich z. B. ganz darin vertiefen, dem Gluckern und Glucksen im Bauch nachzuspüren (in der Überzeugung, es drohe ein Darmverschluss). Versuchen Sie es doch mal, ich wette, nach wenigen Minuten ist Ihnen stinklangweilig und die Gedanken schweifen ab – oder Sie schlafen ein. Nicht so der Hypochonder: Je genauer er hinhört, umso fester glaubt er daran, dass da etwas nicht stimmt, und er hört noch genauer hin und hört noch mehr, was nicht stimmen könnte usw.
Ein echter Teufelskreis eben.

Menschen mit normal ausgeprägter Krankheitsangst unterliegen bezogen auf ihre eigene Gesundheit meistens einem „optimistischen Fehlschluss". Ist das nicht ein wunderbarer Ausdruck? Platt gesprochen heißt das: Die eigene Ignoranz schützt uns davor, dass wir uns über unseren Gesundheitszustand zu viele Sorgen machen. Und das ist auch gut so. Ist doch das Leben eine einzige chronische Erkrankung mit gewiss tödlichem Ausgang. Mit dem optimistischen Fehlschluss gelingt es uns aber zu glauben, dass die schrecklichen Krankheiten oder Unfälle immer nur die anderen treffen, aber nicht uns selbst. Bei Hypochondern gibt es diesen optimistischen Fehlschluss auch, aber eben in der abgeschwächten, pessimistischeren Variante. Jedenfalls beschäftigt Hypochonder die Angst, krank zu sein oder krank zu werden, in ausgeprägtem Maße. Und was macht man gemeinhin, wenn man Angst hat? Man sucht sich jemanden, der einem die Angst nehmen kann. Diese „Suche nach Sicherheit" besteht aus den drei Komponenten, die wir schon als typische Eigenschaften von Hypochondern kennengelernt haben:

1. der ständigen Rückversicherung, gesund zu sein – beim Hausarzt, bei Freunden, Arbeitskollegen, in Büchern oder im Internet;
2. dem Body-Checking
3. und in manchen Fällen einem Vermeidungsverhalten im Sinne der Vogel-Strauß-Taktik („Wenn ich nicht zum Arzt gehe, bin ich auch nicht krank.").

Alle drei Verhaltensmuster können jeweils zur tagesfüllenden Aufgabe werden, alle drei führen kurzzeitig zur Besserung der Angst, langfristig machen sie alles nur noch schlimmer.

Grundkurs Hypochondrie

Leistungskontrolle 1

06.1

So weit, so gut. Sie haben jetzt einige schwierige Kapitelchen hinter sich gebracht, aber haben Sie auch alles verstanden?

Bevor wir fort- und erfahren, welche Krankheiten Hypochonder bevorzugt glauben zu haben, können Sie zur Selbstkontrolle den folgenden kleinen Leistungstest machen. Für fünf Fragen haben Sie zweieinhalb Minuten Zeit. Los geht's, die Zeit läuft!

Bitte kreuzen Sie an.
Es ist immer nur je eine Antwort richtig.

---

1. Welcher Filmstar verkörpert in seinen Rollen am ehesten den Prototypen des Neurotikers?

a. Brad Pitt
b. Sean Connery
c. Woody Allen
d. Arnold Schwarzenegger
e. Jennifer Lopez

2. Was ist eine multifaktorielle Genese?

a. Ein medizinischer Fachausdruck für einen Niesanfall bei einem Allergiker.

b. Die Bezeichnung für die Hauptstraße in einem Industriegebiet.

c. Eine wohlhabende Bewohnerin der Stadt Genua.

d. Die Situation, die eintritt, wenn bei einer Gruppensex-Party der zu unterst Liegende ans Telefon gerufen wird.

e. Ein komplexer Entstehungsprozess, an dem mehrere bekannte oder auch unbekannte Faktoren beteiligt sind.

---

3. Hypervigilanz ist ...

a. der Name einer Versicherung, die sich auf den Versicherungsschutz von privaten Düsenjets spezialisiert hat.

b. ein medizinischer Fachausdruck für einen sexuell überaktiven Mann. (Sein bestes Stück ist dann die – Hypervigilanze.)

c. ein Kanton in der Schweiz.

...

d. die übermäßig erhöhte Aufmerksamkeit gegenüber körperlichen Befindlichkeiten.

e. ein Fachausdruck aus der Makroökonomik und beschreibt den Zeitraum unmittelbar vor dem Kollaps eines Wirtschaftssystems.

---

4. Die somatosensorische Verstärkung ...

a. war neben der „Hand Gottes“ ein beliebter Trick von Diego Armando Maradona.

b. haben die frühen Siedler auf dem Treck nach Westen bei drohenden Indianerangriffen zu Hilfe gerufen. Erst in den Hollywoodfilmen nach 1937 wurde dafür der Begriff „Kavallerie“ geprägt.

c. ist die Bezeichnung für das körperferne Drittel des Kreuzbandes im Knie, das niemals reißt. (Orthopäde zum Patienten: „Ihr Knie ist komplett im Eimer, nur die somatosensorische Verstärkung ist nicht gerissen.“)

d. hat einen wesentlichen Anteil daran, dass eine Krankheitsangst weiter besteht oder sich sogar noch verschlimmert.

e. ist der mit Silikon gefüllte Spalt zwischen Bade- oder Duschwanne und der Badezimmerwand.

5. Die Hypochondrie ist …

a. definitiv eine Erbkrankheit.

b. bei Schildkröten der Fachausdruck für das Einziehen des Kopfes unter den Panzer, sie ziehen ihn quasi „unter den Knorpel".

c. ein Produkt aus Prädisposition, Auslösern und aufrechterhaltenden Faktoren.

d. bei Frauen häufiger als bei Männern.

e. ein Begriff aus der Metzgerei, wenn bei der Herstellung von Gehacktem zu wenig Knorpel verarbeitet wird. (Metzgermeister zum Gesellen: „Deine Hypochondrie macht mich echt wahnsinnig, irgendwo müssen wir den ganzen Knorpel doch reintun …")

Die Lösungen sind: 1c, 2e, 3d, 4d, 5c

Bitte tragen Sie Ihre erreichte Punktzahl in das dafür vorgesehene Kästchen auf Seite 148 ein. Dort finden Sie auch die Bewertung Ihrer Leistung.

TAGEBUCH EINES HYPOCHONDERS

EINTRAGUNG NO. 6

Liebes Tagebuch, ich weiß nicht, wie oft wir beide uns noch unterhalten können. Nach alldem, was ich in den letzten Tagen an mir gefunden habe, kann es vielleicht nur noch Stunden dauern. Oder Jahre. Aber wenn Jahre, dann elende Jahre. Jahre voller Stunden.

Es ist so niederschmetternd zu wissen, dass man dem Tod geweiht ist. Auch wenn es nicht klar ist, wann. Du glaubst nicht, welche Erkrankungen ich mit an Sicherheit grenzender Wahrscheinlichkeit habe. Ich glaube es ja selbst nicht. Aber ich spüre es. Und das ist Beweis genug.

Um mit dem Unwahrscheinlichen zu beginnen: Es könnte eine Blinddarmentzündung sein, wahrscheinlicher ist aber eine Entzündung der Bauchspeicheldrüse, höchstwahrscheinlich allerdings Darmkrebs. Aber das schreckt mich nicht so sehr, weil vorher vielleicht schon eine Nervenkrankheit mich absolut schmerzunempfindlich gemacht haben wird. Dummerweise werde ich mich dann auch kaum mehr bewegen können. Sicher ist es multiple Sklerose oder Parkinson. Vielleicht auch Creutzfeld-Jakob. Oder doch eine Autoimmunerkrankung, die langsam mein Nervensystem zerfrisst.

Das könnte wiederum bedeuten, dass meine Darmprobleme eigentlich nur die Folge von etwas viel Älterem und Bösartigerem sind. Was das ist, möchte ich mir gar nicht mehr ausmalen. Wahrscheinlich hat es in dem Erlebnis mit Hans seinen Anfang genommen. Es gibt Studien, die Vermutungen nahelegen, dass derlei Vorkommnisse zu Erkrankungen des Immunsystems führen könnten, welche wiederum Prozesse in Gang setzen, die noch nicht einmal ansatzweise erforscht sind. Das hinterlässt in mir eine schreckliche Gewissheit vor dem Unbekannten.

06.2 Welche Krankheiten befürchtet werden

So wie jeder Mensch – bis auf einige, vor allem geschlechtsspezifische Ausnahmen – theoretisch jede Erkrankung bekommen kann,[29] kann sich ein Hypochonder theoretisch auch jede Krankheit einbilden.

Befürchten kleine Hypochonder, also Menschen mit leicht bis mäßig erhöhter Krankheitsangst, durchaus auch mal einfache und weniger drastische Erkrankungen wie eine Blinddarmentzündung, ein Magengeschwür, eine Lebensmittelallergie oder Asthma, darf es für die großen Hypochonder meistens ein bisschen mehr sein. Die „Most Wanted" der echten Hypochonder sind Erkrankungen wie Brust-, Magen-, Darm-, Bauchspeicheldrüsen-, Gebärmutter- und Lungenkrebs oder auch Gehirntumore. Besonders verbreitet sind die eingebildeten Erkrankungen des Herz-Kreislauf-Systems: Herzinfarkt, Schlaganfall und Thrombosen.

Regelmäßig auf Spitzenplätzen vertreten sind angenommene Erkrankungen des Immunsystems wie zum Beispiel Aids und Lupus erythematodes

---

29 Frauen haben zum Beispiel selten Probleme mit der Prostata, höchstens indirekt – mit der ihres Mannes. Männer hingegen sind in der Regel vor Erkrankungen der Gebärmutter gefeit. Nicht hingegen vor Brustkrebs: den gibt es leider auch bei Männern, allerdings extrem selten. Etwa 0,5 bis 1 Prozent aller Brustkrebsdiagnosen entfallen auf Männer. In Deutschland erkranken in etwa 230 bis 500 Männer pro Jahr.

sowie Krankheiten des Nervensystems wie multiple Sklerose oder amyotrophe Lateralsklerose (ALS). Dann gibt es immer wieder klassische „One-Hit-Wonder“, Erkrankungen die plötzlich von den Medien ins Rampenlicht gezerrt werden wie zum Beispiel die Vogel- und Schweinegrippe, Ebola, Creutzfeld-Jakob (BSE), die sich im Bewusstsein der Bevölkerung aber nur halten, solange darüber in den Medien berichtet wird. Nach einer gewissen Zeit verschwinden sie wieder in der Versenkung. Dennoch reicht dieser kurze Moment des Ruhmes aus, einige Hypochonder zu inspirieren. Ähnlich wie mit medial gehypten Krankheiten verhält es sich, wenn der Hypochonder auf Reisen mit bestimmten exotischen Krankheiten in Kontakt kommt. Abenteuer garantiert!

Alle genannten Erkrankungen haben zumindest eine Gemeinsamkeit: Die frühen Symptome können sehr unspezifisch sein. Das hat den „Vorteil“, dass der Hypochonder den Raum für die Interpretation seiner Symptome findet, den er benötigt. Unspezifische Symptome sind unter anderem Fieber, Übelkeit, Bauch- und Brustschmerzen, Schwindel, Ermüdbarkeit, Kribbelempfindungen (sogenannte Parästhesien), Sehstörungen, Leistungsabfall, Herzklopfen, Schluckbeschwerden usw.

Zwei Beispiele: Die multiple Sklerose (MS), auch Encephalomyelitis disseminata (ED[30]) genannt, ist tatsächlich eine der häufigsten Nervenerkrankungen im jungen Erwachsenenalter. Insgesamt aber zum Glück eher selten.

---

30 Vorsicht mit den Abkürzungen: Ein Urologe versteht unter ED etwas anderes. Er spricht von ED, wenn er die erektile Dysfunktion meint, die eigentlich dsyfunkte Erektion heißen müsste, wenn Sie verstehen, was ich meine. Erwähnt ein Urologe einen HWI, meint er damit einen Harnwegsinfekt, der Kardiologe versteht darunter aber einen Hinterwandinfarkt ... Und Sie haben wahrscheinlich gedacht: Nur Patienten verstehen nicht, was der Arzt sagt.

In Deutschland kommen auf 100.000 Einwohner rund 150 Erkrankte. Frauen trifft es doppelt so häufig wie Männer. Bei MS kommt es überall an Nervenfasern, im Rückenmark und im Gehirn zu sogenannten Entmarkungsherden. Das Mark umhüllt die Nervenfasern wie die Plastikisolierung ein Stromkabel. Bilden sich Löcher in der Isolierung, geht die Leitfähigkeit verloren. Die Signale vom Körper zum Gehirn und umgekehrt kommen nicht richtig an. Die Ursache der Erkrankung ist bisher noch nicht geklärt, man nimmt aber stark an, dass – vielleicht ahnen Sie es schon – eine multifaktorielle Genese dahintersteckt. Praktisch jedes Symptom, das irgendwie mit der Nervenleitung zusammenhängt, könnte durch eine MS hervorgerufen werden: Sehstörungen, verminderte Sehschärfe, Parästhesien, Schmerzen, Schluckstörungen, übermäßige Ermüdbarkeit.

Ein weiteres Krankheits-Chamäleon mit ebenfalls multifaktorieller Genese und anfänglich unspezifischen Symptomen ist der Lupus erythematodes (Wolfsröte). In Deutschland sind ca. 40.000 vor allem junge Frauen betroffen. Bei dieser Autoimmunkrankheit bildet der Körper Abwehrstoffe (Antikörper) gegen körpereigene Zellen und greift sie an bzw. bringt sie um. Die frühen Folgen sind: Fieber, Abgeschlagenheit, Fotosensibilität[31], rheumaähnliche Gelenkschmerzen und Hautrötungen. Auch das ist zunächst allgemein genug, dass ein Hypochonder hier fündig werden kann.

Nun aber zum unschönen Thema Krebs. Man kann wohl mit Fug und Recht behaupten: Fast jeder Mensch hat Angst davor, Krebs zu bekommen. Schon kleine Kinder wissen, dass Krebs eine schlimme Krankheit ist und oft tödlich verläuft. Allein das Wort ist so griffig und schaurig anschaulich zugleich, als ob die PR-Strategen des Teufels gute Arbeit abgeliefert hätten. Dabei sind in Deutschland nach wie vor die meisten krankheitsbedingten Todesfälle eine Folge von Herz-Kreislauf-Erkrankungen: Jeder dritte Todesfall ist auf Herzinfarkt, Schlaganfall & Co. zurückzuführen. Krebserkrankungen stehen mit etwa 25 Prozent allerdings dann tatsäch-

lich schon an zweiter Stelle. Bei den Herz-Kreislauf-Erkrankungen geht die Sterblichkeit durch eine bessere Prävention und Therapie seit über 30 Jahren stetig zurück. Das ist zwar auch bei Krebs so, aber in einem viel langsameren Tempo. Daher gehen die Krebsforscher davon aus, dass in etwas mehr als 15 Jahren Krebs die Herz-Kreislauf-Erkrankungen als häufigste Todesursache in der deutschen Bevölkerung ablösen wird.
Derzeit erkranken in Deutschland rund 340.000 Menschen pro Jahr an Krebs, Frauen etwas häufiger als Männer.[32] Bei der Krebssterblichkeit belegt bei Männern der Lungenkrebs Platz 1, bei den Frauen der Brustkrebs. Auf Platz 2 liegt bei beiden Geschlechtern der Darmkrebs; auf Platz 3 bei Frauen der Lungenkrebs und bei Männern der Prostatakrebs.

Krebssterblichkeit in Deutschland

Männer	**Frauen**
1. Lungenkrebs	1. Brustkrebs
2. Darmkrebs	2. Darmkrebs
3. Prostatakrebs	3. Lungenkrebs

* Quelle der statistischen Daten: Deutsches Krebsforschungszentrum Heidelberg - DKFZ, www.dkfz-heidelberg.de

31 Fotosensibilität hat nichts mit Paparazzi oder der kamerascheue pubertierender Teenager zu tun, es bedeutet hier vor allem Sonnenlichtempfindlichkeit.

32 Das kann unter anderem auch daran liegen, dass Frauen im Durchschnitt älter werden. Männer sterben also häufiger noch bevor sie Krebs bekommen.

Die Anzahl der Neuerkrankungen zeichnet ein etwas anderes Bild: Bei Männern „führt" hier das Prostatakarzinom mit ca. 60.000 Neuerkrankungen pro Jahr, gefolgt vom Darmkrebs (ca. 40.000/Jahr) und vom Lungenkrebs (ca. 35.000/Jahr). Dass bei den Männern der Lungenkrebs bei den Neuerkrankungen inzwischen „nur" noch auf Platz 3 rangiert, liegt daran, dass immer weniger Männer rauchen.
Bei Frauen steht der Brustkrebs an erster Stelle (ca. 60.000/Jahr), gefolgt von Darmkrebs (ca. 36.000/Jahr) und Lungenkrebs[33] (ca. 13.000/Jahr).

Insgesamt nimmt die Krebshäufigkeit zu. Das liegt aber vor allem daran, dass wir in diesen Breiten immer älter werden. Die meisten Krebserkrankungen werden jenseits des 60. Lebensjahres diagnostiziert. Dennoch gibt es auch Krebserkrankungen, die jüngere Menschen betreffen, zum Beispiel Hodenkrebs oder Gebärmutterhalskrebs oder auch bestimmte Formen von Blutkrebs.
Glücklicherweise gibt es inzwischen für viele Krebsarten schon Behandlungsformen, die das Fortschreiten verzögern, aufhalten oder sogar eine Heilung bringen können. Für den einzelnen Betroffenen ist es trotzdem meistens eine Frage von Leben oder Tod. Für alle Krebsarten zusammengefasst, liegt die sogenannte 5-Jahres-Überlebensrate, also die Wahrscheinlichkeit, nach der Diagnose Krebs noch fünf Jahre zu leben, bei den Männern bei etwa 35 Prozent, bei Frauen um gut 10 Prozent höher, also etwas über 45 Prozent.

Hoffnung macht in diesem Zusammenhang aber, dass man inzwischen die Mechanismen und Risikofaktoren, die zur Entstehung des Krebses führen können, immer besser versteht, was wiederum zu neuen Behand-

33 Bei Lungenkrebs haben die Frauen mächtig aufgeholt. Auch hier ist der Zusammenhang mit dem Rauchen offensichtlich, leider in umgekehrter Weise.

lungsansätzen führen kann. So hat man zum Beispiel beim Gebärmutterhalskrebs herausgefunden, dass unter anderem bestimmte Viren die Erkrankung auslösen können. Daraufhin wurde ein Impfstoff entwickelt, der die Geimpften vor einer Infektion mit dem Virus schützt. Inwieweit die Impfung nun tatsächlich die Erkrankungshäufigkeit herabsetzt, müssen Langzeitstudien aber erst noch zeigen.

Doch nun zurück zu unseren Hypochondern: Krebs ist also deswegen so „interessant", weil er

a) eine ausgesprochen bedrohliche Erkrankung ist,
b) die jeden treffen kann,
c) die praktisch jedes Kind kennt,
d) eigentlich jeder fürchtet und
e) zumindest in den Anfangsstadien oft keine oder nur unspezifische Symptome hervorruft.

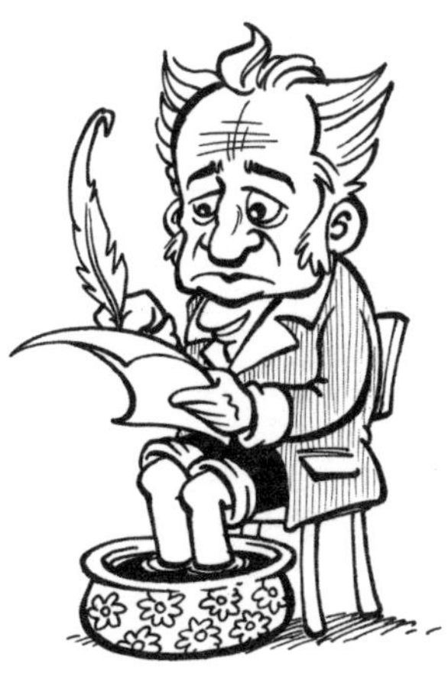

BERÜHMTER HYPOCHONDER

Krebs vermeiden – was kann ich tun?

Das können Sie tun, um Ihr Krebsrisiko zu minimieren:

- Mit dem Rauchen nie anfangen bzw. sofort aufhören. Jedes Jahr zählt, auch wenn Sie seit 20 Jahren Kette geraucht haben, lohnt es sich. Selbst bei Patienten mit Lungenkrebs bringt der Rauchstopp immerhin noch eine Verbesserung der Lebensqualität.
- Gesunde Ernährung: viel Obst und Gemüse, wenig Fleisch und Fett.
- Auf ein normales Gewicht achten: nicht zu dick, nicht zu dünn sein oder werden.
- Aktive Lebensführung mit viel körperlicher Bewegung, gerne auch regelmäßigem Sport.
- Strahlung (Kernkraft, aber auch Sonne) vermeiden. Sonnenbaden mit Maß und nur eingecremt. Um Sonnenstudios einen Bogen machen.
- Direkt krebserregende Stoffe vermeiden, z. B. Asbest, Teer (*siehe oben*).
- Wann welche Vorsorgeuntersuchung sinnvoll und notwendig ist, ist nicht unumstritten. Fragen Sie Ihren Hausarzt nach dem neuesten Stand. Für den Fall der Fälle: Je früher die Diagnose gestellt wird, umso besser ist die Prognose.

TAGEBUCH EINES HYPOCHONDERS

EINTRAGUNG NO. 7

Endlich! Es gibt jemanden, der mich versteht. Eigentlich Die.
Ich hätte ja auch nie gedacht, dass ich in meinem Alter überhaupt noch in Kontakt treten kann mit so einem jungen Ding. Aber sie ist anders als ihre Altersgenossinnen. Kein freier Bauchnabel, der Erkältungen anzieht. Keine Frisuren voller Haarfestiger, deren spitze Ausläufer das Augenlicht gefährden. Und keine mit Kopfhörer verstopften Ohren, die aufgrund der gesundheitsgefährdenden Dauerbeschallung bald ihren Dienst quittieren werden.
Nichts von alledem.
Sie trägt eine noble Blässe auf dem Gesicht. Selbst im Sommer hält sie sich ungern draußen auf, aufgrund der Pollengefahr, wie sie mir versichert hat. Stets fühlt sie sich schwach und scheut das Zusammentreffen mit anderen Menschen, wegen der hohen Dichte an Ansteckungsgefahren. Ein kluges Mädchen! Obendrein sagt sie, wäre sie sich nicht sicher, ob ihr linkes Bein tatsächlich zu ihr selbst gehören würde. Ich hab sie sofort beruhigt: Das wäre tatsächlich nicht ganz sicher, und man könne da nicht vorsichtig genug sein. Ich habe selbst jahrelang überlegt, ob nicht meine Ohren eigentlich meinem Vater gehört hatten. Das würde zumindest erklären, warum er so gerne daran gezogen hatte. Vielleicht wollte er sie einfach zurück?
Sie war ganz begeistert von meiner Fähigkeit, Diagnosen zu erstellen. Sie meinte, ich hätte Arzt werden müssen. Darauf hab ich nur bemerkt, das wäre nichts für mich, da würde ich zu viele Kranke treffen. „Ja, das ist wahr“, hat sie gesagt und dann haben wir beide geschwiegen.
Kurz darauf wurde sie in den Behandlungsraum gerufen und ich bin allein im Wartezimmer zurückgeblieben. Ich hätte vor Freude in die Luft springen können, wenn mir solche Aufregungen nicht derart schaden würden.
„Wenn ich es noch erlebe, werden wir uns wiedersehen“, hat sie noch gesagt.
Ich hätte es nicht treffender sagen können.

Hypochondrie in Zahlen, Daten und Fakten

06.3

Ich habe es ja schon vorher gesagt und wiederhole es gerne noch mal in Großbuchstaben:
DEUTSCHLANDS WARTEZIMMDER SIND VOLL VON KLEINEN HYPOCHONDERN UND EINGEBILDETEN KRANKEN!

So sitzt zum Beispiel jeder Dritte im Wartezimmer eines Allgemeinarztes wegen einer somatoformen Störung. Beim Internisten sind es rund 40 Prozent und in chirurgischen und orthopädischen Praxen sogar jeder zweite Patient! Bei Heilpraktikern, Kräuterhexen und Schamanen dürfte es ähnlich sein. Kein Wunder also, dass es immer schwieriger wird, zeitnah einen Arzttermin zu bekommen …

Für alle somatoformen Störungen, zu denen ja auch die Hypochondrie zählt, liegt die sogenannte Lebenszeitprävalenz insgesamt bei rund 13 Prozent. Das bedeutet, dass jeder Mensch in diesem Land mit einer Wahrscheinlichkeit von 13 Prozent im Laufe seines Lebens eine somatoforme Störung entwickelt. Damit sind somatoforme Störungen die dritthäufigste psychische Erkrankung.[34] Frauen sind häufiger betroffen – außer bei der Hypochondrie und der Dysmorphophobie, da herrscht erstaunlicherweise Gleichstand zwischen den Geschlechtern. Dass zumindest statistisch gesehen Frauen häufiger an somatoformen Störungen leiden, hat mehrere

34 Platz 1 belegen die Angststörungen, Platz 2 die affektiven Störungen, also das, was man landläufig als Depression oder Manie bezeichnet.

Gründe: Frauen gehen bereitwilliger zum Arzt als Männer, haben eine andere (sensiblere?) Körperwahrnehmung, sind grundsätzlich offener – antworten also auch auf entsprechende Fragen nach einer möglichen psychischen Komponente ehrlicher – und unterliegen stärker hormonellen Einflüssen als Männer.[35]

Somatoforme Störungen können praktisch in jedem Alter auftreten, es gibt aber – statistisch gesehen – zwei Altersgipfel. Der eine liegt zwischen 15 und 25 Jahren, der zweite dann zwischen dem 45. und 55. Lebensjahr. Die Wahrscheinlichkeit für das Auftreten einer somatoformen Störung steigt also in den beiden Lebensjahrzehnten an, die sowieso schon für viele recht problematisch sind: die Zeit der Pubertät und des Erwachsenwerdens und die der Wechseljahre oder Midlife-Crisis. Schätzungsweise besteht da – natürlich ganz im Einklang mit der multifaktoriellen Genese – ein Zusammenhang.

Galt die Hypochondrie vor allem im 18. Jahrhundert als ein „Zeichen höherer geistiger Veranlagung" und als eine äußerst schicke Modeerkrankung der vornehmen Gesellschaft, sind somatoforme Störungen heutzutage häufiger in bildungsfernen und niedrigeren sozialen Schichten anzutreffen.
Von den somatoformen Störungen im Allgemeinen nun aber wieder zurück zu den großen und kleinen Hypochondern: Der Grundstein für eine erfolgreiche Hypochonderkarriere wird ja oft schon in der Kindheit gelegt – und auch unter Kindern gibt es schon Hypochonder. Wahrscheinlicher ist aber der Beginn im Jugendalter. Die Beschwerden steigern sich

35 Weitere Gründe können sein, dass Frauen in ihrer Kindheit häufiger sexuell traumatisiert werden als Männer. Zudem treten somatoforme Störungen oft mit Depressionen oder Angststörungen gemeinsam auf, die bei Frauen wesentlich häufiger sind als bei Männern.

allmählich, der Teufelskreis dreht sich immer schneller, bis dann oft mit Mitte, Ende 20 tatsächlich erstmals die Diagnose erhöhte Krankheitsangst gestellt werden könnte.

Legt man die strengen Kriterien des ICD-10 zugrunde, gibt es in Deutschland geschätzt – ich erwähnte es bereits – zwischen 0,5 und 1 Prozent Hypochonder, also etwa 400.000 bis 800.000 Menschen. Das ist in etwa die Bevölkerung von Stuttgart +/– die Bevölkerung von Mainz. Fasst man die Definition etwas weiter und bezieht die Menschen mit ein, die eine mittel bis stark erhöhte Krankheitsangst haben, landen wir schnell bei 7 bis 10 Prozent, also bei gut 6 bis 8 Millionen. Das sind dann schon die Einwohner von Berlin, Hamburg und München zusammengenommen. Apropos Berlin: Die Spreemetropole ist nicht nur die Hauptstadt der Hartz-IV-Empfänger, sondern wohl auch die Hauptstadt der kleinen Hypochonder. Das zeigen Ergebnisse einer internationalen Studie der Weltgesundheitsorganisation, bei der mehrere Länder unter die Lupe genommen wurden. In Deutschland wurde die Studie in Mainz und eben in Berlin durchgeführt. Mit diesem Ergebnis: 13,1 Prozent der Berliner waren der Überzeugung, an einer schweren Krankheit zu leiden („Icke fühl mir so krank, wa!"), in Mainz („Gunn Äämnd") äußerten 10,2 Prozent diese Befürchtung. Beide Werte liegen deutlich über dem internationalen Schnitt von 7,4 Prozent. Vor den Berlinern platzierten sich in dieser Studie nur die Chilenen mit 14,8 Prozent. Was die großen Hypochonder betrifft: Hier blieb Berlin mit 0,4 Prozent unter dem internationalen Mittelwert von 0,8 Prozent, Mainz mit 1,2 Prozent etwas darüber.

Wir Deutschen sind also nicht nur das Volk der Dichter und Denker, sondern auch das der kleinen Hypochonder. (Bei den großen Hypochondern liegen wir „nur" im Mittelfeld). Man könnte nun ja provokativ behaupten, das liege vielleicht daran, dass es uns zu gut gehe, wir seien zu reich und zu satt, hätten zu viel Zeit und Müßiggang – zu wenig echte Sorgen. Aber daran liegt es wohl nicht. Die Autoren der WHO-Studie ziehen bei ihrem

Ländervergleich den eindeutigen Schluss, dass erhöhte Krankheitsangst und Hypochondrie in jedem Kulturkreis vorkommt: Ob in Deutschland, Frankreich, Griechenland, England, Türkei, Nigeria, Indien, China, Japan, USA, Brasilien und Chile, überall ist die übermäßige Krankheitsangst bekannt, sind Hypochonder auf der Suche nach neuen Erkrankungen und der Versicherung, eigentlich nicht krank zu sein.
Mich persönlich hätte noch interessiert, wie es sich damit bei den Wienern so verhält, aber Österreich war bei dieser Studie nicht dabei. Der Vollständigkeit halber: Einen kleinen Überblick über Häufigkeit, Geschlechterverhältnis und Beginn anderer somatoformer Störungen gibt die folgende Tabelle.

Häufigkeit somatoformter Störungen

Störung	Geschlechter-verhältnis	Prävalenz/ Lebenszeitprävalenz	Beginn
Somatisierungs-störung	F > M	Ca. 2,8 Prozent aller Hausarztpatienten	Frühes Erwachsenenalter
Dysmorphophobie	F = M	2 Prozent Lebenszeitprävalenz	Oft im Jugendalter
Somat. autonome Funktionsstörungen	Je nach betroffenem Organsystem (Herz, Darm, Blase etc.) unterschiedlich	Ca. 4–11 Prozent Lebenszeitprävalenz	Unterschiedlich
Somatische Schmerzstörung	F/M =2/1	12,7 Prozent Lebenszeitprävalenz	v. a. im 4. und 5. Lebensjahrzehnt

*Quelle: Hans Morschitzky, 2007. Der Autor zitiert allerdings Daten aus unterschiedlichen Untersuchungen, sie können somit nur als Anhaltspunkte dienen und sind nicht direkt vergleichbar.

Was die Zunahme betrifft, lässt die derzeitige Studienlage keinen eindeutigen Schluss zu – weder in die eine noch die andere Richtung. Man, das heißt Menschen, die sich professionell mit den Hypochondern befassen, geht aber davon aus, dass es immer mehr kleine und große Hypochonder gibt. Schuld daran ist vor allem der freie Zugang zu gesundheitsrelevanten Informationen in Zeitungen, Fernsehen und Internet. War früher der Arzt ein Monopolist des medizinischen Wissens und der Patient hatte zu glauben, was der Halbgott in Weiß verkündete, ist nun fast jeder sein eigener Gesundheitsexperte und informiert sich über seine angenommene Krankheit zunächst einmal selbst. Gleichzeitig mit dem wachsenden Wissen der Patienten wächst aber auch das Misstrauen gegenüber der Unfehlbarkeit des Arztes. Das ist prinzipiell natürlich nicht schlecht, aber manchmal auch ziemlich hinderlich – für den Arzt sowieso, aber auch für den Patienten (*siehe auch* Der Hypochonder beim Arzt, *Seite 174*).

Natürlich spielt es auch eine Rolle, wie medizinische Themen in den Medien berichtet werden. Denn natürlich gibt es Fernsehsender oder Zeitungen, die lieber die Überschrift „10-jähriges Mädchen bei Routine-Operation gestorben“ drucken, als „Auch bei der 400.000. Blinddarmoperation ist mal wieder alles gut gegangen“. So ist das eben, die größte Aufmerksamkeit beim Durchschnittsleser oder -zuschauer lässt sich erzeugen, wenn das „Schicksal“ zuschlägt, etwas schiefgeht oder Vorurteile bestätigt werden etc. Diese Tendenz zur Schwarzmalerei kann natürlich Menschen mit Krankheitsangst ganz schön in Schwung bringen.

Das Internet bietet zwar theoretisch tonnenweise sachliche Informationen rund um Krankheit und Gesundheit (*siehe Kapitel* Der Cyberchonder, *Seite 151*), praktisch besteht jedoch das Problem, die Spreu vom Weizen zu trennen. Dazu kommt, dass bei Hypochondern mehr zu wissen selten beruhigend wirkt – im Gegenteil.

TAGEBUCH EINES HYPOCHONDERS

EINTRAGUNG NO. 8

Das war ein entsetzlicher Tag. Heute hab ich etwas erlebt, das ich nie hätte erleben wollen. Ein Grauen, ein einziges Grauen. Es war, als ob mich eine fremde Macht plötzlich gepackt hätte und in ihren Klauen gefangen hielte. Lähmende Angst.
Noch dazu mitten unter den Menschen.
Ich war im Park. Das war schon der erste Fehler. Zu viel Natur ist immer grausam. Aber ich habe gedacht, ich hätte es im Griff. Zuerst war auch alles gut. Ich saß da, hab den spielenden Kindern zugesehen. Hab mir dabei mehrmals gedacht, gleich würden sie sich verletzen, und dazwischen – weil gerade sonst nichts los war, außer dass meine Nachbarin frisch und fröhlich an mir vorbeiflaniert ist – bin ich in aller Nüchternheit und Akribie meine doch sehr aussichtslose gesundheitliche Situation im Kopf durchgegangen. Und mein Kopf hat klar und gut gearbeitet: Vor meinem geistigen Auge entstand klar und deutlich eine Spirale des kommenden Siechtums, die sich schneller und schneller, enger und enger nach unten drehte. Ich folgte ihr im Geiste, sah ab und an auf die spielenden Kinder, als es mich völlig unvorbereitet überkam! Wie ein Blitz aus heiterem Himmel.
Blanke Panik. Nackte Angst. Ich konnte mich nicht rühren, so gelähmt war ich. Ich wagte kaum zu atmen. Mein Herz schien für einen Moment seine Arbeit einzustellen. Doch selbst das schreckte mich nicht so, wie dieser Gedanke, der mir gerade durch den Kopf schoss. Wie weißes Licht. Es war entsetzlich. Ich weiß nicht, wie ich ausgesehen habe, aber es hat eine junge Mutter veranlasst, auf mich zuzukommen und zu fragen, ob mit mir alles in Ordnung wäre. Ich hab nur gestammelt, statt ordentlich zu antworten. Dann hat sie mich sanft angestoßen und gefragt: „Ist wirklich alles okay? Sie sehen fürchterlich aus ... geht es Ihnen nicht gut?" Da konnte ich endlich wieder frei durchatmen. Der Bann war gebrochen. Es war vorbei.
Den einen Augenblick nur, aber doch, hatte ich diese entsetzliche Vorstellung im Kopf: Was, wenn ich völlig gesund wär?

Was ist's, wenn's keine Hypochondrie ist?

06.4

Ich möchte ja wirklich keine Bösartigkeit unterstellen, aber die Psychiater und Psychologen machen es einem mit ihrer Prinzipienreiterei auf kategorischen Kriterien nicht gerade leicht, ein echter Hypochonder zu sein.

Schauen wir deshalb einmal, was es so an Alternativen, also an sogenannten Differenzialdiagnosen gibt. Vielleicht ist da ja etwas Passendes dabei. Mal sehen, da sind zunächst einmal die anderen somatoformen Störungen, die wir schon im Kapitel *Was sind somatoforme Störungen?* (*ab Seite 18*) kennengelernt haben. Sie erinnern sich: die Bewohner in Hausnummer F45. Der

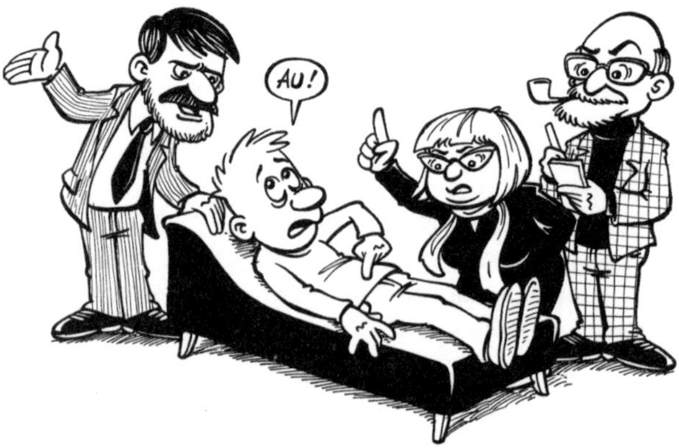

PSYCHOLOGISCHE DIFFERENZIALDIAGNOSEN

Unterschied zur Hypochondrie ist einfach: Während der Hypochonder bekanntlich an der Angst leidet, krank zu sein oder zu werden, leiden die anderen „Somatoformen" an den Krankheitssymptomen, die sie eigentlich nicht haben dürften, weil sie körperlich gesund sind. Das wirklich Blöde daran ist, dass für die Betroffenen die Beschwerden so real sind, als ob sie wirklich da wären. Also lieber die Finger davon lassen (*siehe auch Kapitel* Autonome somatoforme Störungen, *ab Seite 80*).
Im Unterschied dazu ist die „Krankheitsphobie" fast harmlos. Bei ihr geht es darum, Angst davor zu haben, krank zu werden und nicht krank zu sein. Die Erkrankung liegt also immer in der Zukunft. Das scheint auf den ersten Blick tatsächlich etwas angenehmer.

Auch bestimmte Formen von Zwangsstörungen kommen infrage: Zum Beispiel kann der Zwang, immerfort die Hände zu waschen, niemandem die Hand zu geben oder die ganze Wohnung in Sagrotan zu baden, von der Angst herrühren, krank zu werden.
Schwieriger wird die Unterscheidung zwischen Hypochondrie und einer Panikstörung. Panikstörungen sind massive plötzliche Angstanfälle. Objekt der Angst ist weniger die Sorge, eine längerfristige Krankheit, zum Beispiel eine Herzschwäche zu haben, sondern vielmehr die Befürchtung, an einem direkt lebensbedrohlichen Ereignis, zum Beispiel einem Herzinfarkt, zu sterben. Die Grenzen sind fließend: Auch bei einem Hypochonder können Panikattacken auftreten (*siehe auch* Die Herzphobie, *Seite 86*).

So wenig wie Panikstörungen mit Udo Lindenberg[36] gemein haben, so wenig hat unsere nächste Differenzialdiagnose GAS mit flüchtigen Stoffen zu tun: Das Akronym steht für generalisierte Angststörung. Generalisiert heißt hier, dass gleich für mehrere Dinge übermäßige Sorgen und Ängste gehegt werden. Zum Beispiel kann ein Teil des Sorgenpools die Angst sein, schwer krank zu sein, der andere die Angst, Fahrbahnen zu überqueren, und ein dritter, nackt im See zu baden … (Nebenbei bemerkt:

Ich selbst habe derzeit zwei Ängste – also eher Phobien: Die eine ist recht weit verbreitet und nennt sich Akrophobie, auf Deutsch Höhenangst; die andere ist noch weitgehend unbekannt, ich vermute aber, dass es eine hohe Dunkelziffer gibt. Es handelt sich um die sogenannte Hemigallophobia minor: Die Angst, beim Kauf eines halben Hähnchens immer die kleinere Hälfte zu erwischen ...

Erfährt ein Hypochonder vom Arzt, dass alles in Ordnung ist, fühlt er sich – leider nur für kurze Zeit – erleichtert und macht sich weniger Sorgen. Ist das nicht der Fall, bleibt die Überzeugung, krank zu sein, fest und unumstößlich bestehen, spricht man von einem Hypochondrischen Wahn. Der zählt bereits als Psychose und tritt im Rahmen von schwerwiegenden psychischen Erkrankungen wie Schizophrenie oder der sogenannten Major-Depression auf.

Aus einer ganz anderen Ecke kommen die artifizielle Störung und die Simulation. Simulation kennt jeder von uns: Man ruft morgens mit zittriger Stimme im Büro an, erzählt möglichst plastisch von Durchfall und Erbrechen, um sich kurz darauf a) im Bett umzudrehen und den Rausch der vergangenen Nacht auszuschlafen oder b) je nach Saison die Bade- oder Skisachen zu packen und an den See oder ins Skigebiet zu fahren. Wer unschuldig ist, werfe den ersten Stein. Hier geht es also darum, sich konkrete Vorteile zu verschaffen, in unserem Fall also einen freien Tag. (Die Engländer haben für so was sogar einen eigenen Ausdruck: to take a sickie). Während die meisten von uns aber ihr Leben lang in der Amateurliga

---

36 Schade eigentlich, denn ich muss bei Panikstörungen immer an Udo Lindenberg denken. Stellen Sie sich doch mal vor, Udo tritt vor sein Publikum und sagt: „Ey Leute, das Konzert fällt aus, ich habe heute eine Panikstörung, alles klar?“

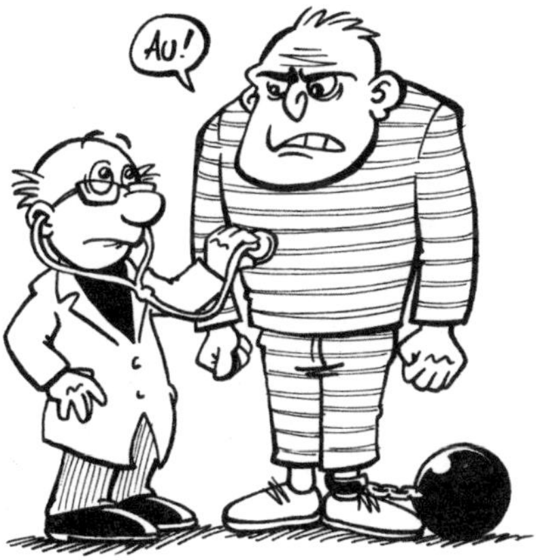

ARTIFIZIELLE STÖRUNG ODER SIMULATION?

spielen, geht es in der Champions League der Simulanten zum Beispiel um Rentenansprüche oder die Verlegung vom Knast ins Krankenhaus. Dabei werden die Krankheitssymptome oft nicht nur vorgetäuscht, sondern direkt herbeigeführt. Dem Einfallsreichtum sind hier keine Grenzen gesetzt: vom vorgetäuschten Fieber über Zucker im Urin über das Einführen von Gegenständen in Körperöffnungen bis hin zur offenen Selbstverletzung ist alles schon vorgekommen. Autsch! Zu weit sollte man es aber nicht treiben, sonst gilt der alte Mediziner-Witz: „Herr Doktor, Herr Doktor, der Simulant in Zimmer 204 ist gestorben." Empörte Antwort: „Jetzt übertreibt er aber!"

Bei der artifiziellen Störung, nach dem bekannten Lügenbaron auch Münchhausen-Syndrom genannt, versuchen die Betroffenen sich über die vorgetäuschten Symptome Aufmerksamkeit und Anerkennung zu verschaffen. Es geht also um den sogenannten sekundären Krankheitsgewinn.

Vorletzte Alternative ist die sogenannte Progredienzangst. Sie tritt bei Menschen auf, die eine Erkrankung, zum Beispiel eine Krebsart, erwiesenermaßen schon einmal durchgemacht haben und nun fürchten, dass sie zurückkommt. Das ist irgendwie verständlich und je nach Ausprägung auch normal. Diese Menschen können zwar auch hypochondrische Züge zeigen, sollten aber tunlichst nicht als Hypochonder bezeichnet werden.

Die letzte Option sieht so aus: DER HYPOCHONDER HAT RECHT. Er hat tatsächlich die Krankheit, die er befürchtet, nur hat es bisher keiner herausgefunden.

TAGEBUCH EINES HYPOCHONDERS

EINTRAGUNG NO. 9

Noch vor ein paar Stunden habe ich geglaubt, diese Nacht werde meine letzte sein. Es hat begonnen wie vor ein paar Wochen. Ich war ganz konzentriert auf meinen Atem, dann wieder das Herz. Kribbeln. Seltsame stechende Schmerzen. Unregelmäßig. An mehreren inneren Organen. Ich atme heftig. Und stets mit der Befürchtung, diesem einen Atemzug könnte kein weiterer folgen. Das Herz rast. Panik. Ich rechne minütlich mit multiplem Organversagen, zumindest mit Herzinfarkt. Vielleicht wird's auch ein Hirnschlag, denke ich plötzlich. Da! Auf einmal aus dem Nichts: hämmerndes Kopfweh. Also ein unbestimmtes Ziehen hinter den Augen. Ich vermutete sofort einen Gehirntumor, mit dem ich schon seit Jahren rechne.

Ich kann förmlich spüren, wie seine Metastasen durch meinen Körper rasen. Die wenigen gesunden Organe, die ich noch besitze, werden von ihnen belagert und dann eins nach dem anderen befallen. Ich höre meine Milz weinen, meinen Darm jaulen und meine Nieren nach langem, aussichtslosem Kampf ermattet darniedersinken.

Dann bin ich aufgestanden, weil ich aufs Klo musste.

Kaum wieder im Bett, geht mein Ablebenskampf weiter. Mein Blut ist mehrmals kurz davor, seine Zirkulation einzustellen. Mein Lymphsystem scheint gleichzeitig zu explodieren. Ich bekomme keine Luft mehr.

Nachdem ich mir das Kissen vom Gesicht genommen hatte, wurde es besser. Doch gleich darauf fühle ich genau, wie meine Knochen, einer nach dem anderen, an Festigkeit verlieren. Ich liege da und habe die Glasknochenkrankheit. Was für ein ausgesprochen seltener, aber rasanter Krankheitsverlauf! Wahrscheinlich werde ich nie wieder aus diesem Bett aufstehen können. Irgendwie auch ein schöner Gedanke. Mit der Gewissheit des nahen Todes bin ich eingeschlafen.

Und heute früh? Alles wieder normal. Abgesehen von unendlicher Müdigkeit. Mein Leiden wird sich wohl noch hinziehen. Welche Enttäuschungen doch das Leben bereithält.

Autonome somatoforme Störungen

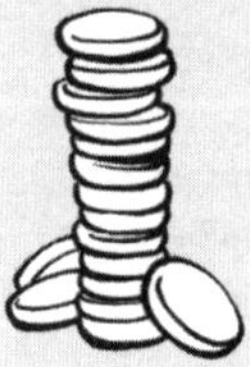

Willkommen in der WG!

07.1

Bevor wir uns den Bewohnern der wilden Wohngemeinschaft der autonomen somatoformen Störungen widmen, möchte ich kurz ein wenig ausholen und erklären, was in Bezug auf unseren Körper mit autonom eigentlich gemeint ist.

Unser Körper wird grob gesprochen von zwei verschiedenen Nervensystemen „regiert“: Auf der einen Seite haben wir eben das autonome oder auch vegetative Nervensystem (VNS). Es ist gewissermaßen der Chef der unwillkürlichen automatischen Steuerung von Körperfunktionen und -reaktionen. Die lebenswichtigen Funktionen wie Herzschlag, Atmung, Blutdruck, Verdauung und Stoffwechsel, aber auch bestimmte Sexualfunktionen und zum Beispiel die Schweißdrüsen unterstehen seinem Befehl. Ein Großteil der Steuerung folgt biologisch festgelegten Mustern, eine willkürliche Kontrolle ist nur schwer und wenn, dann meistens nur indirekt möglich.[37] Das vegetative Nervensystem selbst besteht wiederum aus zwei direkten Gegenspielern: Dem Sympathikus und dem Parasympathikus. Der Sympathikus ist für alles zuständig, was man unter die Oberbegriffe Sport & Spannung oder Kämpfen & Flüchten (engl. Fight & Flight) packen könnte. Der Parasympathikus, der Gemütliche von beiden, regelt alles, was mit Entspannung, Schlaf und der Verdauung zu tun hat.

---

37 Mit der Methode des Biofeedback kann man lernen, autonome Körperfunktionen, wie zum Beispiel die Pulsfrequenz, zu kontrollieren.

Ein kleines Beispiel zur Verdeutlichung der beiden Wirkweisen: Dass das Sexualverhalten des Mannes in großen Teilen vom autonomen Nervensystem gesteuert wird, ist sicher sowohl von direkt als auch indirekt Betroffenen nachvollziehbar. Die Erektion des Penis ist dabei kurioserweise ein Werk des Parasympathikus. Um die für die Erektion notwendige Menge Blut in die Schwellkörper des Penis zu bekommen, müssen die zuführenden Blutgefäße erst einmal erschlaffen. Der Samenerguss hingegen

Sympathikus und Parasympathikus – wer macht was?

	Sympathikus	**Parasympathikus**
Blutdruck	steigt	sinkt
Herzschlag	schneller	langsamer
Atmung	schneller	langsamer
Haut	Verengung der Blutgefäße, starke Schweißbildung	keine Auswirkung
Muskelspannung	nimmt zu	nimmt ab
Verdauung	verminderte Darmbewegung und weniger Magen- und Darmsekret	verstärkte Darmbewegung und vermehrt Magen- und Darmsekret
Speichel	wenig und zäh	viel und flüssig

*Quelle: Modifiziert und ergänzt nach Bleichhardt & Weck, 2007

wird vom Sympathikus gesteuert („Yippeh-a-Yeah!"). Die wohlige Entspannungsphase danach übernimmt dann wieder der Parasympathikus („Gute Nacht, Schatz"). Das erklärt doch vieles ...
Zugegebenermaßen etwas anti- bzw. postklimakterisch müssen wir der Vollständigkeit halber das somatische Nervensystem erwähnen: Ihm unterstehen die bewusste Wahrnehmung und Verarbeitung von Reizen innerhalb und außerhalb des Körpers sowie die willkürliche Steuerung der Körperbewegungen und der Nachrichtenverarbeitung (Denken und so ...).

Nun aber zurück zu unseren WG-Bewohnern. Eine autonome somatoforme Störung liegt dann vor,

- wenn bestimmte organspezifische autonome Symptome auftreten (zum Beispiel Herzklopfen oder Herzstolpern), die der Betroffene eindeutig auf die Erkrankung eines Organs (in diesem Fall also das Herz) bezieht. Diese Symptome sind objektivierbar, das heißt sie sind tatsächlich da, nicht eingebildet und auch für einen anderen Menschen sichtbar. So zeigt sich zum Beispiel das Herzstolpern im EKG als Störung des Herzrhythmus. Oder ein massiver Schweißausbruch, auch dieser ist meistens sicht- und fühlbar. Diese Erscheinungen lassen sich im Wesentlichen durch eine Aktivierung des autonomen Nervensystems erklären: Stress, Angst oder starke Gefühle führen dazu, dass „einem das Herz bis zum Halse klopft" oder einem „vor Schreck fast das Herz stehen bleibt". Zwei Redewendungen in unserem Sprachgebrauch, die genau diese Symptome beschreiben.
- wenn auch noch eher unspezifische Symptome dazukommen, wie etwa Brustschmerzen, Herzenge, Atemnot oder Hyperventilation, übermäßige Ermüdbarkeit, Luftschlucken, Schluckauf, das Gefühl, ständig (groß oder klein) aufs Klo zu müssen, Überblähung und Völlegefühl. Diese ganzen fröhlichen Begleiterscheinungen sind ziemlich unspezifisch, schwer nachzuweisen und richten sich oft nach der Persönlichkeit des Betroffenen.

- Und drittens eine ganz entscheidende Tatsache: Obwohl es nachweisbare Symptome gibt (zum Beispiel Herzrhythmusstörungen), finden sich keine krankheitsbedingten Veränderungen des betroffenen Organs.
- Viertens gibt sich der Betroffene mit der Tatsache, dass keine organische Erkrankung zu finden ist, nicht (lange) zufrieden. Er beschäftigt sich – wie der klassische Hypochonder – ausgesprochen intensiv mit der Möglichkeit, eine ernsthafte Krankheit zu haben.

Die somatoformen autonomen Störungen sind ziemlich häufig: 4 bis 11 Prozent in der Bevölkerung sind damit unterwegs. Aufnahmen in internistischen Kliniken hat jeder fünfte Patient eine. Ein kleiner Hinweis: Internisten verwenden gerne den Begriff funktionelle Störung, meinen damit aber meistens auch eine autonome somatoforme Störung[38] (*siehe Kasten*).

Häufige Synonyme für autonome somatoforme Störung

Statt einer autonomen somatoformen Störung oder funktionellen Beschwerden kann man auch vegetative, psychovegetative, psychogene, organneurotische oder nervöse Beschwerden haben.

38 Rein formal gesehen wird der Begriff funktionelle Störung etwas lockerer gebraucht als die definierte autonome somatoforme Störung. Als Arbeitsdiagnose ist die funktionelle Störung aber ausreichend.

TAGEBUCH EINES HYPOCHONDERS

EINTRAGUNG NO. 10

Erste Diagnose: Nach langen, eingehenden Untersuchungen an mir selbst bin ich zum Schluss gekommen, dass es wohl an meinem Herzen liegen muss. Wahrscheinlich ein Herzklappenfehler, der noch nicht gefunden wurde. Oder ein Kammernproblem. Wahrscheinlich auch, dass Ingrids Lachen seinerzeit zu einer unheilbaren Verkrampfung des Herzmuskels geführt hat. Wenn ich könnte, würde ich mein Ohr auf meine Brust legen, um ihn zu überwachen.

Die Top Vier der häufigsten funktionellen Störungen[39] sind:

1. die Herzphobie
2. das Hyperventilationssyndrom
3. der Reizmagen
4. der Reizdarm

Und die schauen wir uns jetzt gleich etwas genauer an …

39 Weitere funktionelle Störungen finden sich im Glossar – Das Aua bis Zipperlein des Hypochonders.

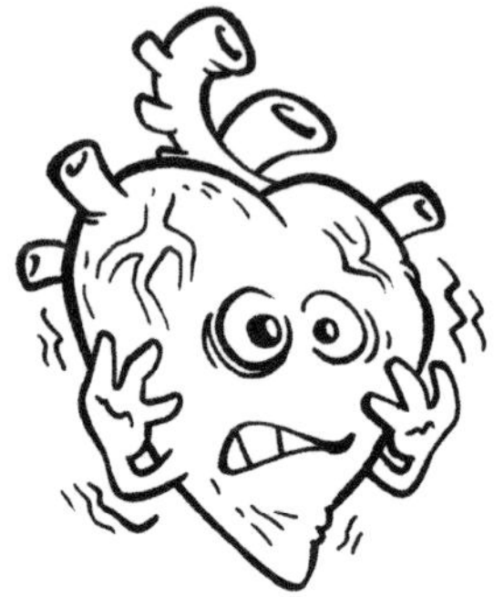

Die Herzphobie

07.2

Ah, ein absoluter Klassiker, man könnte dazu fast schon sagen, „die Volksphobie".

Es ist schon richtig, die meisten Deutschen sterben an den Folgen einer Herz-Kreislauf-Erkrankung und auch schon bei Menschen zwischen 30 und 40 Jahren sind Herzinfarkte keine Seltenheit[40] mehr, aber dennoch: Die, die sich wirklich Sorgen machen müssten, bleiben meistens unbekümmert und machen weiter wie bisher. Viele andere, die nicht unbedingt gefährdet sind, rennen von Arzt A zu Arzt B in der Überzeugung, dass sie kurz davor stehen, einem „Herzkasper" zu erliegen.

---

40 Wer zu dieser Gruppe gehören möchte, sollte unbedingt folgende Dinge beachten: Kräftig rauchen, fettreiches und ungesundes Essen, wenig körperliche Bewegung, Übergewicht und Dauerstress. Kommt dann noch eine familiäre Veranlagung hinzu, nehmen das die Herzkranzgefäße schnell übel.

Man kann je nach Intensität und Verhalten etwa drei Typen unterscheiden:

1. Den Herztod-Phobiker, der sich durch Panikattacken auszeichnet, in denen er Angst und Panik aufgrund der Überzeugung erlebt, jetzt gerade an einem Herzinfarkt zu sterben. Findet sich oft in kardiologischen Notaufnahmen, weil es für Angehörige schwer ist, ihn von einem echten Herzinfarktpatienten zu unterscheiden. Auch Sanitäter und Ärzte gehen – obwohl im EKG keine Herzinfarktzeichen zu finden sind – manchmal lieber auf Nummer sicher und nehmen den Patienten mit.

2. Der Herztod-Hypochonder hat zwar keine akuten Herztod-Attacken, ist aber dennoch überzeugt, dass er wegen seiner (funktionellen) Herzbeschwerden eher früher als später am Herzinfarkt stirbt. Versicherungen seines Arztes, dass das Herz gesund sei, stellen ihn nicht zufrieden.

3. Der Herz-Hypochonder ist der Softie von den dreien, er macht sich nur Sorgen, dass mit seinem Herz etwas nicht stimmen könnte, und versucht daher, bestimmte Situationen zu vermeiden.

Nur um es noch mal deutlich zu machen, der Herzphobiker hat bei seinem Herzanfall tatsächlich messbare Symptome: einen massiv beschleunigten Herzschlag (Tachykardie), extra Herzschläge aus der Reihe (Extrasystolen), Blutdruckanstieg. Zusätzlich kommen an subjektiven Empfindungen noch Herzschmerzen, Druckgefühl auf der Brust, Schwitzen und Atemnot dazu. Insgesamt ein ziemlich eindrucksvolles Bild, nur ist die Ursache nicht im Herzen, sondern in der Psyche des Menschen zu finden. Dort aber sucht zunächst keiner, am wenigsten der Betroffene selbst, der ist von der „organischen Ursache" überzeugt.

Weitere typische Verhaltensweisen sind:

- eine ausgeprägte Neigung, körperlich Anstrengendes zu vermeiden, sich über die Maßen zu schonen,
- dem eigenen Herzen nicht mehr zu vertrauen: Was ist, wenn's plötzlich nicht mehr schlägt? – und es daher ständig zu kontrollieren,
- sich nur ungern weiter von einem Herzzentrum zu entfernen. Bekanntlich nehmen die Chancen, an einem Herzinfarkt zu sterben, mit jedem Kilometer Entfernung zur Klinik zu.

Typische Untersuchung: Herzkatheter (Koronarangiografie)

TAGEBUCH EINES HYPOCHONDERS

EINTRAGUNG NO. 11

Zweite Diagnose: Das mit dem Herzen ist Quatsch. Kann nicht sein. Es ist wohl der Magen. Habe gerade die erfolgreiche Herz-Diagnose mit mir selbst und einem Schweinsbraten gefeiert, da hat er sich gleich gemeldet. Der Magen, nicht der Braten.
Ich fühle mich wie ein aufgeblasener Schwermetallzeppelin. Obendrein scheint die Verdauung nicht mehr zu funktionieren. Die Soße möchte wieder hoch. Ich wäre wohl schon tot, hätte ich den dritten Knödel auch noch gegessen.

Wichtiger Hinweis für Angehörige & Freunde der Hypochonder

Krankheitsängstliche neigen dazu, sich übermäßig zu schonen, sich Reizen zu entziehen und bestimmte angstbesetzte Situationen zu vermeiden. Die Krankheitsangst wird dadurch nicht besser, sondern schlimmer. Unterstützen Sie dieses Verhalten nicht, versuchen Sie Ihren Partner, Freund oder Verwandten stattdessen zu aktivieren, zu ermutigen. Die Schonhaltung und das Vermeidungsverhalten müssen durchbrochen werden, aber bitte nicht mit der Holzhammer-Methode, sondern vielmehr mit der Steter-Tropfen-höhlt-den-Stein-Strategie.

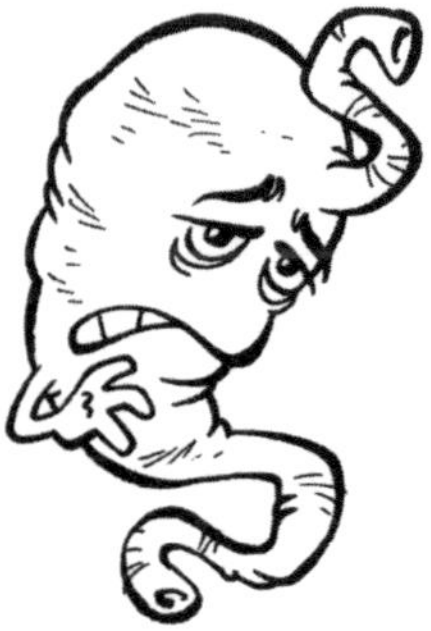

Der Reizmagen

07.3

Ebenfalls ein recht häufiger Geselle, der, wenn er erst einmal da ist, auch gerne länger bleibt. Hat es sich im deutschen Sprachgebrauch schon gemütlich eingerichtet, wenn „jemandem etwas auf den Magen geschlagen" hat.

Heißt auch funktionelle Dyspepsie (aus dem Griechischen: dys = fehl- und pepsie = Verdauung), auf englisch NUD – Non-ulcer Dyspepsia, also Verdauungsbeschwerden ohne Magengeschwür. Hier ist die psychische Komponente in der Bevölkerung schon eher bekannt und vielleicht auch akzeptiert. Definiert sich über eine Beschwerdedauer von mindestens sechs Monaten mit einem störenden Völlegefühl nach normal großen Mahlzeiten oder einem beschleunigten Sättigungsgefühl, mit Schmerzen oder Brennen im Oberbauch (Epigastrium, das ist rein anatomisch ziemlich nah am Hypochondrion dran).

Auch hier gibt es wieder unterschiedliche Beschwerdetypen:

- Wie bei einem Magengeschwür: Schmerzen stehen im Zusammenhang mit dem Essen. Entweder bessert Nahrungsaufnahme die Beschwerden oder es wird schlimmer.
- Wie bei Verdauungsbeschwerden: Ausgeprägtes Völle- und Blähgefühl und Unwohlsein nach normalem Essen. Windab- und Stuhlgang bringen keine Erleichterung.
- Wie bei Sodbrennen, als ob Magensäure die Speiseröhre hochschwappt.
- Besonders beliebt: Eine Mischung aus allem.

Als Ursache werden neben der psychischen Komponente in Fachkreisen eine Beweglichkeitsstörung (Motilitätsstörung) des Magen-Darm-Traktes diskutiert, eine Überempfindlichkeit der inneren Organe (viszerale Hypersensibilität) oder aber eine vererbbare Ausstattungsvariante (genetische Disposition).

Typische Untersuchung: Magenspiegelung (Gastroskopie)

TAGEBUCH EINES HYPOCHONDERS

EINTRAGUNG NO. 12

Dritte Diagnose: Liebes Tagebuch, vergiss alles, was ich gesagt habe: Es ist der Darm. Ich hatte es ja schon vor Wochen vermutet, wie du weißt. Aber dass was ich heute auf der Toilette erlebt habe, das war einfach unbeschreiblich besch... nein, eben nicht. Es war mehr so, als würde man versuchen, mit einer U-Bahn durch eine Wasserleitung zu fahren. Ich fürchte, meine Perestaltik ist kurz davor, ihre Arbeit einzustellen. Ist es nicht ein unglaublich entwürdigender Gedanke, auf der Toilette sterben zu müssen?

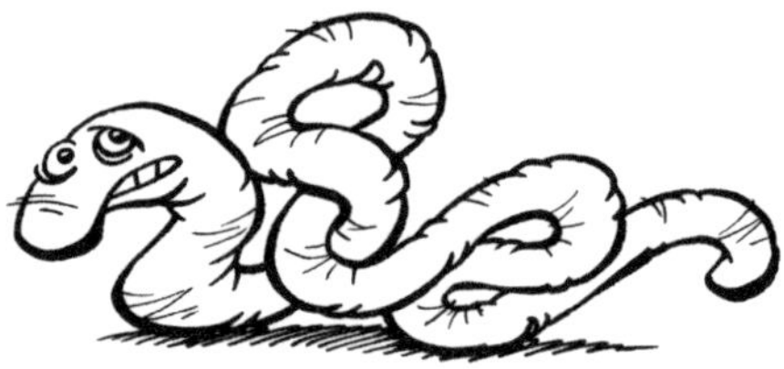

Das Reizdarmsyndrom

07.4

Eine Etage tiefer bekommen wir es mit dem Reizdarmsyndrom oder auch Kolon iritabile[41] zu tun. Das Reizdarmsyndrom ist die am häufigsten diagnostizierte Störung des Magen-Darm-Trakts.

Rund ein Viertel der Bevölkerung[42] leidet unter Reizdarmbeschwerden.[43] Frauen sind nicht nur doppelt so häufig betroffen wie Männer, bei ihnen sind die Symptome in der Regel auch schlimmer. Das Reizdarmsyndrom entwickelt sich meistens nach und nach, wird aber meist chronisch.

---

41 Ein etwas veralteter Begriff, denn die Störung und die Symptome beziehen sich auch auf den Dünndarm. Ein Reizdarmsyndrom mit beschleunigter Dünndarmpassage führt zu Durchfällen, ist die Dünndarmpassage verlangsamt, ist das führende Symptom eine Verstopfung. Im Englischen heißt es Irritable Bowel Syndrome.

42 Der sogenannte Altersgipfel liegt zwischen 20 und 40 Jahren.

43 Allerdings suchen davon nur rund die Hälfte einen Arzt auf, wahrscheinlich nur die schlimmen Fälle.

Typisch ist ein „Dreigestirn“ aus Bauchschmerzen, Blähungen (lat. Meteorismus) und krampfartigen brennenden Stuhlentleerungsbeschwerden – entweder als Durchfall oder als Verstopfung. Für die Diagnose müssen die Beschwerden über ein halbes Jahr bestehen und mehrmals pro Woche auftreten.

Typische Untersuchung: Darmspiegelung (Kolorektoskopie[44])

Weitere Hinweise sind:

- Die Beschwerden werden nach der Darmentleerung weniger.
- Oft ändert sich zum Auftakt der Beschwerden die Stuhlganghäufigkeit sowie Konsistenz und Form (hart-weich, klumpig-wässrig-schleimig) des „Produkts“.
- Manchmal bleibt das Gefühl der unvollständigen Entleerung – man wäre gerne noch mehr losgeworden.
- Außerdem gibt es Auslöser (Trigger): Neben psychosozialem Stress auch bestimmte Nahrungsmittel, wie zum Beispiel Molkereiprodukte, Bohnen, Linsen, Koffein, Alkohol, Süßstoffe und viele mehr.

---

44 Unter ständigem Pusten (der leere Darm würde sonst zusammenfallen) wird das Sehrohr über die Stationen Anus, Enddarm, Grimmdarm, Blinddarm unter Sicht vorgeschoben. Dann ist Schluss, der Dünndarm ist – wie der Name vermuten lässt – zu dünn. Ist seit der Erfindung der Kapselendoskopie inzwischen aber auch im Licht der Öffentlichkeit. Ein Kapselendoskop ist wie eine Arzneimittelkapsel geformt, etwa 2,5 cm lang und etwas mehr als 1 cm dick und im Inneren mit einer Digitalkamera, einem Akku und einem Sender ausgerüstet. Vom Patienten geschluckt, macht dieses Mini-U-Boot auf seiner sechs- bis achtstündigen Reise fortwährend Bilder, die auf einem Empfangsgerät, das der Patient bei sich trägt, aufgezeichnet und später ausgewertet werden können. Ach so: Vielleicht beruhigt es Sie zu hören, dass Kapselendoskope nur jeweils einmal verwendet werden.

Für die Häufigkeit und die Heftigkeit der Beschwerden findet man im Darm selbst keine ausreichende Erklärung, ganz zu schweigen von einer Ursache. Was man bisher herausgefunden hat, ist, dass Menschen mit Reizdarmsyndrom „Darm-Dramatiker" sind: Der gleiche Reiz, z. B. ein harmloser Pups, kann beim irritablen Kolonisten als Schmerzreiz wahrgenommen werden, im Vergleich zu Gesunden ist die Darmwand unnatürlich schmerzempfindlich, dazu kommt, dass die Reize vom Darm im Gehirn anders verarbeitet werden.
Für die Auslösung der Beschwerden spielen Psychostress und Emotionen eine starke Rolle. Auch der Umgang mit den Beschwerden ist ziemlich hypochondertypisch: ängstliche Selbstbeobachtung, Vermeidung, Schonverhalten. Schon aus anatomischer Verbundenheit und Nähe kommen Reizdarm und Reizmagen oft gleichzeitig vor.

Obwohl der Reizmagen wie alle somatoformen Störungen dazu neigt, über die Jahre eher schlimmer zu werden, kann man mit kleinen Schritten in die richtige Richtung schon viel erreichen: Als erstes und oberstes Gebot: weniger Stress oder anders mit Stress umgehen, das heißt, sich auch in schwierigen Situationen bewusst zu entspannen (dazu gibt es Übungen). Außerdem reicht oft schon eine kleine Umstellung der Ernährung mit kleineren Mahlzeiten, weniger Fett, mehr Ballaststoffen, langsamem Essen und viel trinken aus, um die Beschwerden deutlich zu bessern. In schlimmeren Fällen ist eine Psychotherapie Mittel der Wahl. Medikamente zur Förderung der Darmtätigkeit (Laxanzien[45]) oder zur Akutbehandlung bei Durchfall und Krämpfen sind allenfalls Unterstützer für den Moment, helfen auf Dauer aber nicht weiter.

---

45 Bei Reizdarmpatienten vom Verstopfungstyp kommt es oft zum sogenannten Laxanzienabusus, also dem Missbrauch von Abführmitteln. Der ist nicht ganz ungefährlich, weil dem Körper wichtige Mineralstoffe verloren gehen können.

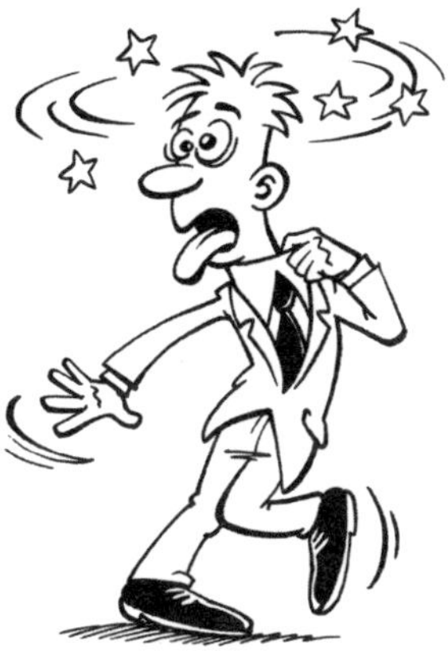

Das Hyperventilationssyndrom

07.5

Bei diesem führen zum Beispiel heftige Gefühle dazu, dass durch zu schnelles und zu tiefes Atmen der Anteil von Sauerstoff im Blut zu stark ansteigt, während gleichzeitig der Kohlendioxidanteil absinkt.

Gerät das Gleichgewicht zwischen Sauerstoff und Kohlendioxid aus den Fugen, steigt der pH-Wert des Blutes – es wird weniger sauer. Dadurch verändert sich auch der Anteil von Kalzium im Blut, was wiederum Auswirkungen auf die Bewegungsmuskulatur des Körpers und auf die Blutgefäße hat. Die Liste der dann spürbaren Symptome ist lang und reicht von Kribbeln in den Fingern bis zu Muskelkrämpfen, Brustschmerzen, Herzrasen und -klopfen, Schluckbeschwerden, Übelkeit, Schwindel, Benommenheit, High sein u. v. m. (*siehe auch* Hypochonder-Yoga, *Seite* 34)

Typische Untersuchung: Blutgasanalyse

TAGEBUCH EINES HYPOCHONDERS

EINTRAGUNG NO. 13

Alles Blödsinn. Ich denke, ich wurde vergiftet. Mir ist schwindelig und übel. Irgendwie scheine ich nicht mehr Herr meiner Sinne zu sein. Obendrein wollen mir meine Finger nicht mehr wirklich gehorchen. Schreiben fällt mir schw… (unleserlich). Dabei hab ich versucht, der Vergiftung mit einer halben Flasche Antitoxin entgegenzuarbeiten. Mit meinem Geheimrezept: Obstler.

Der Unterschied zur Somatisierungsstörung

Die Somatisierungsstörung ist im Vergleich zu den autonomen somatoformen Störungen extrem selten. Das Vollbild haben weniger als 1 Prozent der Bevölkerung, Frauen häufiger als Männer. Während sich bei den „Autonomen" die Betroffenen quasi auf ein Organ (z. B. das Herz) festlegen, kommt es bei der Somatisierungsstörung zu vielfältigen, nicht an ein Organsystem gebundenen Symptomen, die häufig wechseln können.

Per definitionem müssen für die Diagnose sechs von 14 definierten Symptomen (z. B. Übelkeit, Bauchschmerzen, Atemlosigkeit, Brennen beim Wasserlassen, unangenehme Kribbelgefühle etc.) aus zwei von vier definierten Organbereichen (Herz-Kreislauf, Magen-Darm, Uro-Genital, Haut und Schmerz) vorhanden sein. Die Beschwerden müssen über zwei Jahre andauern.

TAGEBUCH EINES HYPOCHONDERS

EINTRAGUNG NO. 14

Ich habe sie wiedergetroffen. Endlich. Nach meinen Nahtoderfahrungen bin ich sofort zum Arzt. Und da war sie wieder! Diese junge Frau, die so anziehend kränklich ist. Letztes Mal waren wir ja derart fasziniert von unseren Krankheitsgeschichten, dass wir ganz vergessen haben, unsere Telefonnummern auszutauschen. Und auch unsere Namen. So sehr hatten wir uns auf die gemeinsamen Symptome konzentriert.

Aber diesmal: Sie heißt Dolores. Die Schmerzensreiche, wie passend. Kaum sind wir in diesem Wartezimmer erneut aufeinandergetroffen, hat sie mir erzählt, wie schlecht es ihr geht. Es war gleich wieder so vertraut zwischen uns. Dabei war es ein völlig anderes Wartezimmer eines völlig anderen Arztes.

Ist das Schicksal? Bestimmung? Oder haben wir uns beim letzten Arzt mit mikrobisch kleinen Lebewesen infiziert, die sich auf unsere Nervenbahnen setzen und so unser Verhalten manipulieren? So wäre es natürlich erklärlich, dass wir beide gleichzeitig diesen neuen Doktor aufgesucht haben. Das ist zwar schrecklich, aber das Logischste.

Hoffen wir, dass sich diese Mikroben durch die neuen Krankheitserreger aus dem letzten Wartezimmer eliminieren lassen.

Dolores' Leiden wird wahrscheinlich schlimm verlaufen: Sie atmet flach, hat kaum Puls und eine sehr blasse Gesichtsfarbe. Noch dazu ihr fremdes Bein! Ich musste ihr sofort sagen, dass sie bejammernswert schlecht aussieht, und sie hat gelächelt und sich bedankt.

Ganz leise und kaum hörbar.

Ganz typisch ist die Hyperventilation bei Panikattacken und auch bei anderen somatoformen Störungen, wo eine sehr starke Erregung vorkommt. Vor allem jüngere Menschen, und hier vor allem Frauen, haben die Hyperventilation im Repertoire.

Symptome und ihre eigentlich harmlosen Ursachen

Herzklopfen / Herzrasen: Der Körper wappnet sich für eine Stresssituation (Merke: Fight & Flight!), die Muskeln brauchen mehr Sauerstoff und mehr Nährstoffe, um dafür bereit zu sein. Deshalb wird der Herzschlag beschleunigt, das Herz pumpt mehr Blut.

Herzstolpern / Extraschläge: Können immer dann auftreten, wenn das Herz zwischen einem langsamen und einem schnellen Rhythmus hin- und herwechselt. Zum Beispiel, wenn Sie nachts aus dem Schlaf hochfahren und sich plötzlich an eine unangenehme Stress auslösende Situation (z. B. den kommenden Arbeitstag) erinnern. Vergleichbar mit dem Autofahren, wenn man aus dem fünften Gang bei entsprechender Motordrehzahl aus Versehen in den zweiten schaltet.

Atembeklemmung / Druck auf der Brust: Wer Stress hat, atmet schneller. Wird der vermehrt eingeatmete Sauerstoff nicht verbraucht (z. B. weil keine echte Flucht, kein Kampf, kein Wutanfall etc. folgt), kann ein unangenehmes Druckgefühl im Brustkorb entstehen, das dann als Erstickungsgefühl oder Brustdruck empfunden wird.

Zittern: Die erhöhte Muskelspannung in Situationen, in denen der Sympathikus aktiv ist, kann zu Muskelzittern führen.

Schwindel: Zum Beispiel bei einem plötzlichen Absinken des Blutdrucks: Der Hauptplatine fehlt der Saft.

Mundtrockenheit: Folge einer beschleunigten Atmung: Es geht mehr Feuchtigkeit mit der Atemluft verloren. Zudem: Ist der Sympathikus aktiv, fließt weniger Speichel.

Schmerzen: In Situationen nervlicher Anspannung spannen sich auch die Muskeln an (bei fast allen Menschen nicht gleichmäßig, sondern vielleicht beim einen eher die auf der linken Seite, beim anderen eher die rechts), durch diese Verspannungen können Kopf-, Nacken-, Rücken- und alle möglichen anderen Spannungsschmerzen auftreten.

Kloß im Hals / Fremdkörpergefühl / Schluckbeschwerden: Bei Stress kann sich ein Teil der Muskulatur der Speiseröhre verkrampfen. Sie haben vielleicht auch schon erlebt, dass Ihnen vor Wut einfach mal die Stimme fortbleibt, Sie kaum noch ein Wort herausbringen ... Bei Dauerstress kann eine Krampfneigung entstehen.

Übelkeit: Bei Stress kann sich die Magenmuskulatur verkrampfen. Oder man steht aus der Ruhe heraus zu schnell auf und der Blutdruck geht „in die Knie". Folge: Der Magen rebelliert.

Klopfende Kopfschmerzen / Kribbeln in Armen und Beinen / Flimmern vor den Augen / Ohrensausen: Können alle eine Folge eines (stressbedingt) erhöhten Blutdrucks sein.

Enge Verwandte der Hypochondrie

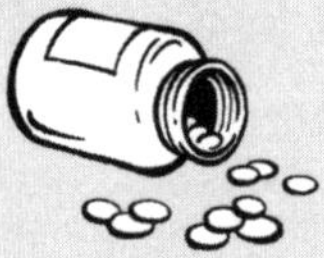

Gute Bekannte der Krankheitsangst

08.1

Wir Menschen haben ja bekanntermaßen die wenig charmante Eigenart, uns gegenseitig – ohne genauer hinzusehen – in bestimmte Schubladen zu stecken, die wir dann ganz schnell schließen und am besten noch den Schlüssel wegwerfen.

Die Schublade mit der Aufschrift „Hypochonder" ist scheinbar besonders groß. In diesem und den folgenden Kapiteln erfahren wir daher etwas über Syndrome, deren Besitzer oft in dieser Schublade landen – obwohl sie dort nicht unbedingt so ohne Weiteres hineinpassen.[46] Ein Syndrom ist im Übrigen so etwas Ähnliches wie die Holding in einem Konzern – unter seinem Dach sammeln sich die unterschiedlichsten Symptome (wie im Konzern die einzelnen Teilfirmen) und bilden nach außen eine Einheit. Gemeint sind die Neurasthenie, das chronische Müdigkeitssyndrom, umweltbezogene Körperbeschwerden (auch multiple Chemikalienüberempfindlichkeit) und die Fibromyalgie. Verbunden sind diese Syndrome neben ihrer gut gepflegten Nachbar- und / oder Verwandtschaft zu den somatoformen Störungen durch eine beachtliche und fast kuriose Liste an Gemeinsamkeiten, die nicht wirklich schmeichelhaft ist. Ich persönlich wäre als Krankheit ziemlich beleidigt über diese Attribute.

46 Das zeigt sich auch darin, dass die Syndrome im derzeit gültigen Einordnungssystem der Krankheiten (ICD-10) nicht zu den somatoformen Störungen gezählt werden. Allerdings gibt es inzwischen Tendenzen, das künftig zu ändern.

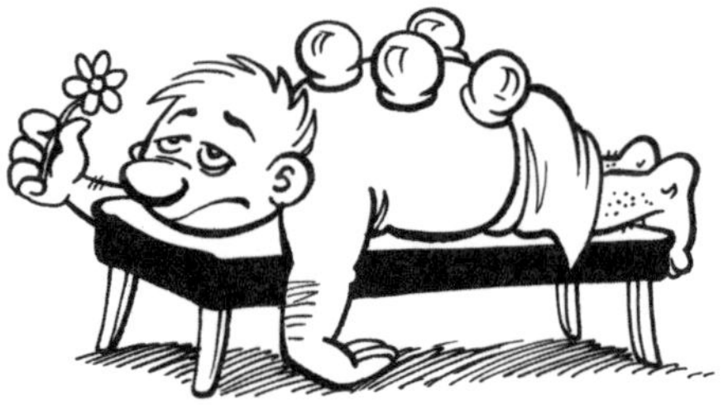

ALTERNATIVMEDIZIN

Nicht nur, dass es für alle keine schlüssige wissenschaftliche Begründung gibt, nein, es gibt auch keine Therapie, die die Ursache von Grund auf bekämpfen würde. Nur die Alternativmedizin wittert ihre Chance und springt mit Blütenextrakten, Kügelchen, Schröpfköpfen, Moxen und so weiter in die Bresche. Die Betroffenen nehmen dieses Angebot nur allzu gern in Anspruch, während die akademische Medizin an der Wirksamkeit dieser Therapieformen wegen fehlender Studien[47] heftig zweifelt.

Während aber Schul- und Alternativmedizin ringen, erfreuen sich die genannten Syndrome größter Beliebtheit in den Medien – und auch beim Endverbraucher. Was für ein Kuddelmuddel!
Erster Vertreter und der Traditionalist in der Gruppe der sonst so modern anmutenden Syndrome ist die Neurasthenie.

---

47 Apropos Studien: Ein wichtiges Qualitätskriterium einer modernen Studie ist die Verblindung, deren höchste Stufe das Prädikat „doppelblind“ trägt. Ist das nicht paradox? Das bedeutet grob gesagt, dass keiner weiß, was er eigentlich tut ...
Und ich dachte immer, so etwas gäbe es nur in der Politik. Aber ganz im Ernst: Ich glaube an die multizentrische randomisierte prospektive doppelblinde Studie. Es lebe der primäre Endpunkt!

Neurasthenie, oder: Fühlen wie Flasche leer

08.2

Der Begriff Neurasthenie kommt aus dem Griechischen und heißt übersetzt Nervenschwäche.

Es handelt sich dabei um eine alte, historisch gewachsene Diagnose: Seit dem Ende des 19. Jahrhunderts ist diese „nervöse Erschöpfung“ schon unterwegs und war zu Beginn des 20. Jahrhunderts – ähnlich wie die Hypochondrie knapp 100 Jahre vorher –, eine wahre Modediagnose. Die Beziehung zur Hypochondrie muss man als durchaus eng bezeichnen: Der „Vater“ der Neurasthenie, ein amerikanischer Nervenarzt, sah in der grundlosen Furcht vor Krankheiten ein Symptom der Neurasthenie. Heutzutage hat die Diagnose Neurasthenie allerdings einen schweren Stand: Sie gilt als „veraltet und wissenschaftlich schwer fassbar“, außerdem sind die Unterschiede zu den somatoformen Störungen nicht klar definiert.[48] Dennoch findet man die Neurasthenie im ICD-10 unter „sonstige neurotische Störungen“ mit der schönen Hausnummer F48.0. Diese Listung trägt der Tatsache Rechnung, dass sich diese Diagnose vor allem in asiatischen Ländern einer enormen Beliebtheit erfreut: In China und Japan ist sie die am häufigsten festgestellte psychosomatische Störung.

---

48 Viele Fachleute meinen auch, dass sie dort tatsächlich besser aufgehoben wäre.

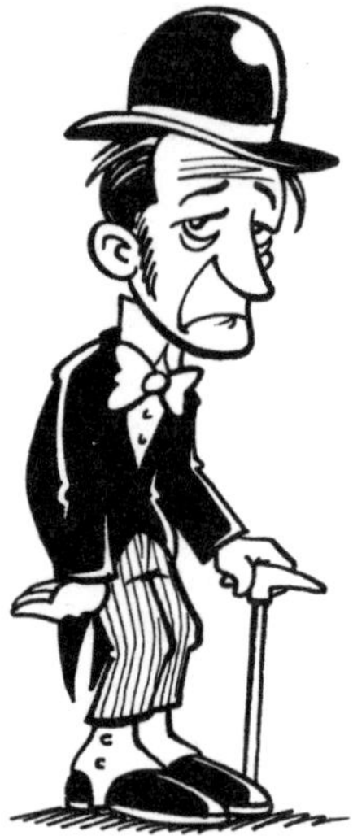

DIE GUTE ALTE NEURASTHENIE

Die typischen Kennzeichnen sind:

- Eine anhaltende, tief gehende Erschöpfung, die sich auch nach eigentlich ausreichenden Pausen nicht bessert.
- Eine extrem schnelle körperliche und geistige Ermüdbarkeit, ohne dass besondere Höchstleistungen erbracht worden wären oder hätten werden müssen.
- Eine erhöhte Anfälligkeit für körperliche Symptome, besonders von Schmerzen und allgemeinen Überempfindlichkeiten, wenn der Stresslevel (in Beruf oder Familie) etwas ansteigt.
- Dazu eine negative, pessimistische, resignierte Einstellung gepaart mit Konzentrationsschwäche, Vergesslichkeit und verlangsamter Auffassungsgabe.

Kurz gesagt: Flasche leer, Akku alle.

Nun gut, so fühlen wir uns alle mal,[49] entscheidend für die Diagnose ist dann auch die Dauer dieses Zustands. Um als Neurastheniker durchzugehen, muss man diesen Zustand für mindestens drei Monate durchhalten. Bei allem, was zeitlich darunterliegt (bis einen Monat), spricht man noch von „prolongierter Müdigkeit", und erst bei über sechs Monaten vom chronischen Müdigkeitssyndrom[50] – doch dazu mehr im nächsten Kapitel. Und die Ursache? Gute Frage: Ganz früher glaubte man, dass es sich um eine Mangelernährung des Nervengewebes handle, verursacht durch ungünstige und ungesunde Lebensumstände. Später ging man davon aus, dass die nervöse Erschöpfung Folge einer bestimmten schwierigen Persönlichkeitsstruktur oder Ausdruck innerer Konflikte sei. Heute versucht man das Problem biopsychosozial zu erklären, also als Zusammenspiel von körperlichen, psychischen und sozialen Umständen. Wenn es direkt im Anschluss an eine schwere körperliche Erkrankung, zum Beispiel nach einer Viruserkrankung, zu neurasthenischen Beschwerden kommt, spricht man dann aber von einem postviralen Erschöpfungssyndrom.

Zum Schluss nur noch schnell ein Satz zur Häufigkeit: Man kann davon ausgehen, dass etwa 7,5 Prozent der Patienten in den Wartezimmern deutscher Allgemeinmediziner dort wegen neurasthenischen Beschwerden sitzen – und das ist eine ganze Menge.

---

49 Müdigkeit und Erschöpfung sind weitverbreitete Beschwerden. Etwa ein Fünftel der Bevölkerung ist davon betroffen. Etwa 6 bis 10 Prozent gehen deswegen zum Arzt. Die Ursachen sind vielfältig und reichen von chronischem Schlafmangel bis hin zur Folgeerscheinung einer schweren körperlichen Krankheit.

50 Das CFS ist quasi der Nachfahr der Neurasthenie.

Chronisches Müdigkeitssyndrom

08.3

Das chronische Müdigkeitssyndrom, im Englischen chronic fatigue syndrom (CFS), ist quasi der moderne Nachfahre der Neurasthenie.

Fast alle Betroffenen könnten auch als Neurastheniker durchgehen, die Beschwerden sind nahezu identisch, der größte Unterschied zwischen den beiden Diagnosen ist die Dauer des Erschöpfungszustands (*siehe Seite 104*).[51] Wegen der strengeren Definition ist das CFS viel seltener als die Neurasthenie: nur etwa ein halbes Prozent der Bevölkerung erfüllen sie. Eine eindeutige Ursache ist für das Erschöpfungssyndrom bisher nicht bekannt. Zwar wurden betroffene Menschen in alle Richtungen körperlich untersucht, es wurde Blut abgezapft, der Hormonspiegel bestimmt, der Körper geröntgt und das Hirn in die Röhre[52] geschoben – heraus kam einiges, aber eben nichts Eindeutiges. So konnten im Blut manchmal unspezifische Entzündungszeichen nachgewiesen werden, oder veränderte Konzentrationen bestimmter Botenstoffe (z. B. erhöhte Serotoninspiegel, erniedrigte Kortisolspiegel[53]). Ob diese Veränderungen aber Ursache oder Folge des Zustands der Patienten waren – also Henne oder Ei –, konnte nicht geklärt werden.

In Tests zeigen Menschen mit CFS nach objektiven Kriterien keine so drastisch verminderte körperliche und geistige Leistungsfähigkeit, wie sie subjektiv empfunden wird. Ein weiterer Hinweis auf einen starken psychischen Anteil ist die feste Überzeugung der CFSler, die Ursache ihrer Beschwerden müsse im Körper zu finden sein, also einer organischen Krankheit entspringen. Die Möglichkeit, dass eventuell eine psychische

„Störung" vorliegen könnte, weisen viele weit, wenn nicht sogar empört von sich. Wir haben also wieder den klassischen Fall einer wahrscheinlich multifaktoriellen Genese, der nur mit einem biopsychosozialen Erklärungsmodell beizukommen ist.
Erinnern Sie sich noch an die klassische Hypochondrie? Der Dreiklang aus Prädisposition, auslösenden und aufrechterhaltenden Faktoren? In diese Richtung wird das gehen.
Tatsächlich haben drei Viertel der Menschen mit CFS eine charmante oder weniger charmante Begleitung aus der Clique der psychiatrischen und psychosomatischen Erkrankungen: bei 80 Prozent ist es eine Depression, bei 60 Prozent eine generalisierte Angststörung und bei 30 Prozent eine (andere) somatoforme Störung und die große Mehrzahl erfüllt außerdem die Kriterien einer Fibromyalgie (*siehe nächstes Kapitel*). Das chronische Müdigkeitssyndrom ist also nicht gern allein, es sucht sich gerne einen Partner oder auch zwei: Denkbar ist also auch eine Kombination aus Depression, chronischer Müdigkeit und übertriebener Krankheitsangst.

Auweia! Die kleinen Unterschiede dieser drei paarungswilligen Monster zeigt die Abbildung auf der nächsten Seite.

---

51 Im ICD-10 taucht das CFS noch gar nicht auf, deutsche Ärzte behelfen sich dann oft mit dem Diagnoseschlüssel der Neurasthenie F48.0 oder kodieren F45.9, eine „psychovegetative Dysregulation" – irgendwie muss man das Kind ja nennen, und abgerechnet wird ja auch noch. Die Amis haben es da leichter, im DSM-IV zählt das CFS zu den somatoformen Störungen.

52 Funktionelle Magnetresonanztomografie: Bei dieser Untersuchung können beispielsweise Aktivierungs- oder Arbeitsprozesse im Hirn eines Menschen bildlich dargestellt werden.

53 Diese Konstellation entspricht ungefähr dem umgekehrten Muster, das bei Depressionen auftritt. Somit ist zumindest ausgeschlossen, dass es sich beim CFS um eine Form einer endogenen Depression handelt.

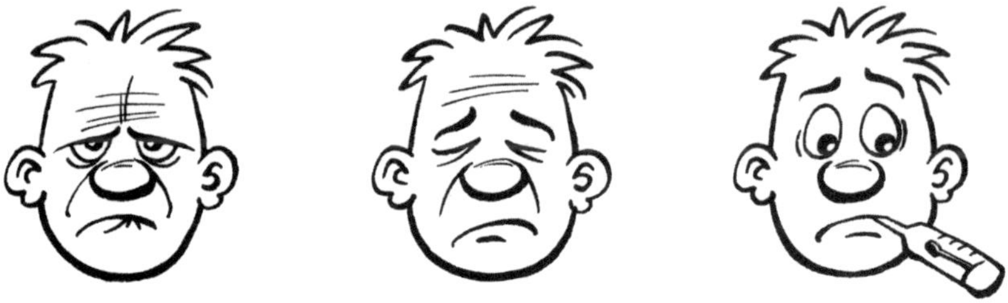

Depression	CFS	Hypochondrie
Kein Interesse, keine Initiative, keine Freude	Körperliche & geistige Erschöpfung	Abnorm erhöhte Krankheitsangst

Zum Schluss dieses Kapitels noch ein paar harte Fakten:

Menschen mit einem chronischen Müdigkeitssyndrom leiden im Durchschnitt neben der Erschöpfung an acht Symptomen. Besonders gern gelitten sind:

- Muskel-, Kopf-, Gelenkschmerzen,
- Beschwerden des Magen-Darm-Trakts, Übelkeit,
- Konzentrations- und Gedächtnisstörungen,
- Schwindel,
- Appetitlosigkeit und
- nächtliches Schwitzen.

Frauen haben zwei- bis dreimal häufiger ein CFS als Männer, meistens beginnen die Beschwerden zwischen dem 30. und 50. Lebensjahr.

Das CFS wird, je länger es dauert und je stärker die Betroffenen sich schonen, immer schlimmer. Die Behandlung zielt dann auch darauf ab, die Betroffenen zu motivieren und zu aktivieren. Die Devise lautet: So viel Belastung wie möglich, so viel Schonung wie nötig.

Fibromyalgiesyndrom – Bitte nicht berühren

08.4

Fibromyalgie heißt wörtlich in etwa Faser-Muskel-Schmerz. Das klingt zunächst gar nicht so schlimm und auch recht überschaubar. Aber weder das eine noch das andere trifft zu.

Um ein Gefühl für das Vollbild einer Fibromyalgie zu bekommen, machen wir wieder eine kleine gedankliche Übung. Stellen Sie sich vor, Sie wohnen auf einer Berghütte. Der Winter steht kurz vor der Tür und zum Heizen und zum Kochen brauchen Sie Holz, jede Menge Holz. Sie verbringen den ganzen Vormittag damit, Holz zu hacken, zu schleppen und zu stapeln. Nachmittags müssen Sie auf die Alm hochsteigen, um dem Senner eine Autobatterie für das Notstromaggregat zu bringen – 700 Höhenmeter rauf und wieder runter.[54] Am Abend kommt überraschend Anton von der Nachbarhütte, der Marillenschnaps fließt in Strömen. Als der Besuch kurz nach Mitternacht aufbricht, sind Sie voll wie eine Strandhaubitze (hier lohnt sich ein Blick ins Glossar), und weil Sie so voll sind, vergessen Sie vor dem Ins-Bett-gehen, im Ofen noch mal ordentlich Holz nachzulegen. Ergo wachen Sie um fünf Uhr frierend auf. Als Sie aufstehen wollen, stellen Sie fest, dass die doofe Katze in Ihre Hausschuhe gepinkelt hat. Egal, dann halt ohne Schuhe raus und neues Feuer machen. Aber daraus wird erst mal nichts. Sie stehen auf und – in diesem Moment erleben Sie eine Kakophonie[55] von Missempfindungen. Der Übersichtlichkeit wegen fangen wir oben an:

Kopfschmerz und Schwindel, brennende Augen, trockener Mund und Schmerzen im Genick, beidseits im Schulterbereich, die Arme hinab bis in die Hände. Das Herz klopft und im Magen ist es flau. Die Muskelansätze

der Waden und die Achillessehnen brennen. Kurz gesagt, Sie fühlen sich gerädert, gereizt, zerknittert und so was von deprimiert ...
So in etwa könnte ein Fibromyalgiker sein Befinden beschreiben, mit dem Unterschied, dass er zwar die gleichen Symptome hat, aber keinen Höllentag hinter sich wie wir im „Hüttenbeispiel". Fibromyalgie ist nun also wirklich kein Zuckerschlecken und wird in der Krankheitsklassifikation ICD-10 auch nicht zu den somatoformen Störungen gezählt, sondern zu den Krankheiten des Muskel-Skelett-Systems und des Bindegewebes (M79.7).

---

54 Warum ist es wohl so wichtig, dass dem Senner auf der Alm das Notstromaggregat nicht ausgeht? Fällt der Strom aus, fällt auch die Kühlung der feinen Alpenmilch aus, und die darf nach EU-Recht bei nicht täglicher Abholung die 6-Grad-Celsius-Marke nicht überschreiten. Natürlich benutzen die meisten Senner Diesel- oder Benzingeneratoren als Notstromaggregate, aber der Mensch im Beispiel muss ja etwas Schweres den Berg hochschleppen. Und für mich ist eine Autobatterie einfach etwas unangenehm Schweres. In meiner Studentenzeit wohnte ich in Schwabing und weil ich ein uraltes Auto besaß, musste ich im Winter immer die Batterie ausbauen und mit in die Wohnung nehmen, sonst wäre mein lindgrüner VW Jetta nicht angesprungen. Und in Schwabing parkt man ja gern einmal ein bis zwei Kilometer entfernt von der Haustür. Aber interessiert Sie das wirklich? Scheinbar schon, denn sonst hätten Sie nicht bis hierher gelesen. Vielleicht hätte ich aber lieber schreiben sollen: „eine Bleikapsel mit hoch angereichertem Uran" fürs Kleinkraftwerk des Senners, um dann in dieser Fußnote auf das Für und Wider einer Laufzeitverkürzung einzugehen. Dann hätte ich allerdings jetzt die Geschichte mit dem Geiger-Müller-Zähler ... aber Schluss jetzt. Denken wir an den Regenwald.

55 Aus der Musik: ein Missklang oder die Mischung nicht zusammenpassender Musikquellen, z. B. Michael Hirte Superstar und seine Mundharmonika versus AC / DC und Richard Strauß. Eine Kakaphonie gibt es – laut Duden – nicht. Wer aber häufiger öffentliche Toiletten (vor allem die der komplett gekachelten Sorte) benutzt, weiß, was damit gemeint ist.

Die Diagnose wird anhand von zwei Kriterien[56] gestellt:

Das erste ist erfüllt, wenn länger als drei Monate Schmerzen in Muskeln und Sehnenansätzen bestehen, die nahezu gleichmäßig über alle vier Körperquadranten und das Achsenskelett verteilt sind. Ein Körperquadrant ist das Ergebnis einer – gottlob nur gedanklichen – Vierteilung: ein Schnitt längs der Linie „Nase-Bauchnabel-Genital" folgend und den anderen im rechten Winkel dazu auf sagen wir Hüfthöhe. (Wenn Ihnen das noch zu abstrakt ist, üben Sie doch einmal vor dem Verzehr des nächsten Grillhähnchens und teilen es mit zwei Schnitten in vier Teile – aber Vorsicht, nicht dass sich bei Ihnen eine Tetragallophobia inaequabilis[57] einschleicht). Als Achsenskelett bezeichnet man die Wirbelsäule und das an deren unterem Ende befindliche Ileosacralgelenk, welches das Becken (Os Ileum) mit dem Kreuzbein (Os Sacrum) verbindet. Wer sich das nicht vorstellen kann: Das Ileosacralgelenk befindet sich in etwa an der Stelle, an der typischerweise das Arschgeweih-Tattoo sitzt.

Beim zweiten Kriterium spielen sogenannte Tender Points eine entscheidende Rolle. Tender Points – also empfindliche Punkte – haben mit den erogenen Zonen des Körpers allerdings leider nichts zu tun (*siehe Abbildung* Die Drei Grazien). Ganz im Gegenteil: bei diesen über 70 anatomischen Punkten, die es bei Menschen mit Fibromyalgie über den ganzen

56 Diese Kriterien hat die US-amerikanische Fachgesellschaft der Rheumaärzte aufgestellt. Allerdings ist Fibromyalgie keine rheumatologische Erkrankung, denn weder an Gelenken noch Organen treten krankheitsbedingte Veränderungen auf und Rheumamittel sind wirkungslos. Die Zuständigkeit der Rheumatologen leitet sich daher ab, dass rund ein Fünftel der Patienten bei Rheumaärzten diese wegen Fibromyalgie aufsuchen.

57 Das ist die Angst, bei der Vierteilung eines Huhnes vier unterschiedlich große Stücke zu erhalten.

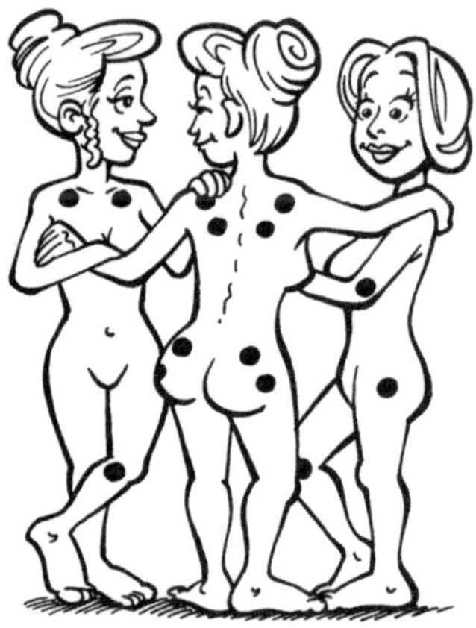

DIE DREI GRAZIEN UND
IHRE TENDER POINTS

Körper verteilt gibt, ist die Schmerzempfindlichkeit unnatürlich stark erhöht. Dazu zählen zum Beispiel Muskel-Sehnen-Übergänge oder Punkte, an denen größere Nerven knapp unter der Hautoberfläche liegen. Für die Diagnose Fibromyalgie sind 18 genau definierte Punkte, neun auf jeder Körperhälfte, entscheidend: Wenn elf davon auf Druck übermäßig schmerzhaft sind, gilt das Kriterium erfüllt. Im Alltag – also ohne Druck eines Untersuchers – haben Frauen meistens vier, Männer in der Regel drei aktive Tender Points.

Diese beiden Hauptkriterien werden zudem noch von einer fast endlosen Liste von Störungen begleitet: Beeinträchtigungen des seelischen Gleichgewichts, des Schlafes, Magen-Darm-Beschwerden (Reizdarmsyndrom), trockener Mund, trockene Augen, Probleme bei der Atmung, Herzstolpern. Um es kurz zu machen: Nennen Sie irgendeine Körperfunktion und fügen das Wort -störung an, Sie können sicher sein, bei Fibromyalgie kommt diese vor.
Interessanterweise ist die Fibromyalgie eine „weibliche" Erkrankung: 80 bis 90 Prozent der Betroffenen sind Frauen im Alter zwischen 40 und 50.[58]

Meistens beginnen die Probleme mit Ende 30, entwickeln und vermehren sich langsam, bis dann im Schnitt nach sieben Jahre das „Vollbild" erreicht wird. Das ist dann auch der Zeitpunkt, an dem die Armen endlich jemanden finden, der die richtige Diagnose stellt. Das ist allerdings auch gar nicht so einfach bei diesen vielfältigen Beschwerden.
Die Ursache der Fibromyalgie lässt sich weder rein organmedizinisch noch rein psychisch bedingt erklären. Zwar findet der Organmediziner ein Sammelsurium an leicht veränderten körperlichen Messwerten z. B. im Röntgen- oder im Blutbild, diese sind alle aber ziemlich unspezifisch und können das Krankheitsbild auch nicht erklären. Belegt werden können aber eine verstärkte Schmerzwahrnehmung und eine veränderte Schmerzverarbeitung im Gehirn. Zudem gibt es eine familiäre Häufung und Veränderungen verschiedener unterschiedlicher Hormon- und Botenstoffspiegel (zu wenig Kortisol, Schilddrüsenhormon und Serotonin) und so weiter und so fort.
Die Psyche Betroffener kennzeichnet eine verminderte Stresstoleranz und – als Folge der Schmerzen – Depressionen, Ängste und Selbstwertprobleme. Diese wiederum führen zu Problemen im menschlichen Miteinander ... und schon dreht er sich wieder, der Teufelskreis ...
Der Verlauf ist, wie schon angedeutet, eher chronisch zunehmend. Allerdings können die Beschwerden durchaus zwischendrin auch einmal schwächer werden oder ganz verschwinden. Meistens dann, wenn die Betroffenen abgelenkt sind, urlauben etc. Auf der anderen Seite können ein Wetterwechsel, Kälte, Nässe, zu wenig Schlaf und Stress die Schmerzen verschlimmern.

---

58 Was die Häufigkeit der Fibromyalgie insgesamt betrifft: Die sogenannte Punktprävalenz in der deutschen Bevölkerung, also die Häufigkeit der Erkrankung zu einem definierten Zeitpunkt (z. B. letzten Donnerstag vor zwei Wochen), liegt bei etwa 2 Prozent.

Weil die Ursache der Fibromyalgie unbekannt ist, gibt es auch keine spezifische Therapie. Was versucht wird, ist eine symptomatische Behandlung, das ist aber so, als wenn Sie bei einem alten Auto die Rostflecken übermalen, sie kommen immer nach einer gewissen Zeit wieder. Am ehesten hilft noch eine Psychotherapie.

Fassen wir zusammen: Fibromyalgie zählt offiziell nicht zu den „eingebildeten Krankheiten", hat aber auch mit Rheuma nicht wirklich etwas zu tun.[59] Nichtsdestotrotz werden sicher viele Fibromyalgiker/innen von ihren Mitmenschen als Hypochonder betrachtet. (Nur so am Rande: Etwa 40 Prozent der Menschen mit Fibromyalgie haben gleichzeitig eine somatoforme Störung.) Wie wir wissen, ist das bei vielen Erkrankungen so, bei denen weder Ursache noch Therapie bekannt sind und die Menschen an etwas leiden, was für andere nicht nachvollziehbar ist.

59 Der früher regelmäßig und manchmal auch heute noch gebrauchte Begriff „Weichteilrheuma" ist irreführend, weil kein Rheuma vorliegt.

TAGEBUCH EINES HYPOCHONDERS

EINTRAGUNG NO. 15

Entweder ich höre auf zu atmen oder Zeitung zu lesen. Diese Welt ist tödlich. Sie ist ein einziges bösartiges Monster, auf dessen weit geöffneter Schnauze wir als Menschen entlangspazieren. Und nicht wenige von uns schärfen dem Untier auch noch die Zähne und werfen ihm Pfefferminzbonbons in den Schlund, damit der besser riecht.

Aber ich schweife ab, werde zu optimistisch. Nehmen wir nur diese Meldungen über den Klimawandel: Was das für Auswirkungen haben wird, wenn einmal die Ebola-Erreger merken, dass sie sich auch bei uns heimisch machen können. Oder die Tsetsefliege. Ganz zu schweigen von Giftschlangen, Leguanen und Alligatoren. Heute betrachten wir die noch im Zoo. Morgen schon sind sie in unseren Vorgärten, Wohnzimmern und Toiletten.

Natürlich gibt es auch Hoffnung: Wenn die chemische Industrie weiter ihre Abfallprodukte in Luft und Wasser ausspuckt, könnten die das Schlimmste verhindern. Nur blöd, dass wir da auch mit draufgehen werden. Langsam, qualvoll und mit undefinierbaren Allergien und Hautausschlägen wahrscheinlich. Oder grün verfärbten Zungen. Falls die nicht von den Umweltgiften herrühren, die sich in unserem Essen befinden. Benzol-Tütensuppen, Strichnin-Sandwiches, Dioxin-Schweinsbraten mit Insektizid-Salat. Dinge, die uns mit an Sicherheit grenzender Wahrscheinlichkeit das Leben kosten werden, wenn nicht … Wenn wir nicht Glück haben und eine rasch voranschreitende Evolution, von massiv austretender Radioaktivität beschleunigt, die unseren Atomkraftwerken entweicht, uns gegen diese Attacken schützt. Dann aber bleibt uns letztlich nur noch die Gewissheit, am rasant steigenden CO_2-Anteil in der Luft erbärmlich zu ersticken.

Meiner Nachbarin allerdings, die ich darüber aufklären wollte, ist das alles herzlich egal. So scheint's zumindest. Sie hat nur gesagt: Machen Sie sich keine Hoffnung, Simulanten haben ein langes Leben.

Was hat das mit mir zu tun? Ich glaube, die Frau wird langsam verrückt. Tatsache ist und bleibt, dass man als Mensch mit gesundem Menschenverstand in diesen Zeiten eigentlich nur krank werden kann.

Die Umwelt- oder Ökohypochonder

08.5

Haben Sie sich kürzlich alle Amalgam-Plomben auf einmal aus Ihren Zähnen entfernen und durch Gold-Inlays ersetzen lassen, weil Sie Angst haben, eine Quecksilbervergiftung zu erleiden?

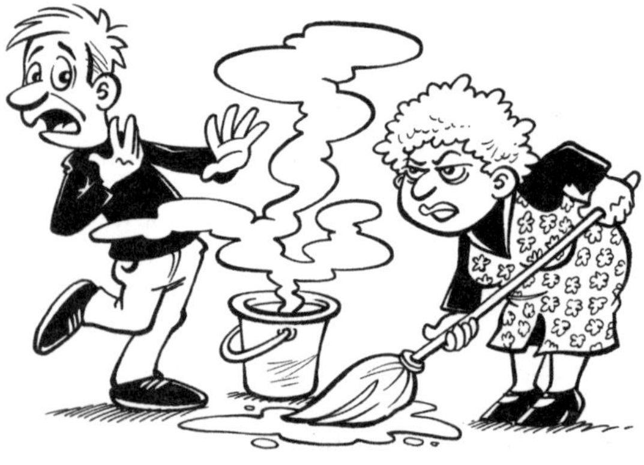

DER ÖKOHYPOCHONDER

Werden Sie nervös, wenn Sie den Mobilfunksendemasten auf dem Dach des Nachbarhauses ansehen? Bekommen Sie Gänsehaut, wenn Sie bei einer Fahrradtour unter einer Hochspannungsleitung hindurchfahren? Zugegeben: Das Quecksilber, das im Amalgam enthalten ist, ist ab einer bestimmten Menge definitiv giftig[60] und auch starke elektromagnetische Felder, wie sie von Strom- oder Sendemasten und Eisenbahnoberleitungen, aber auch von Haushaltsgeräten ausgehen, haben eventuell einen Einfluss auf die Gesundheit.[61] Aber – um es mit einem Leitspruch der Toxikologen

zu sagen: Allein die Dosis macht das Gift. Nichtsdestotrotz gibt es Menschen, die davon überzeugt sind, dass Umweltgifte sie krank machen oder für ihre Beschwerden verantwortlich sind.
So weit, so gut. In vielen Fällen kann das ja auch zutreffen, z. B. wenn ein Mensch jahrelang Asbeststaub in höheren Konzentrationen eingeatmet hat[62] oder in einer Wohnung wohnt, deren Wände alle von Schimmel befallen sind.[63] Schwierig wird es nur da, wo diese Dosis-Wirkungs-Beziehung fehlt, wo nicht nachweisbare Chemikalien oder Strahlungen als Ursachen unterschiedlichster Beschwerden angeführt werden können. Wo alle anderen nichts spüren, nur einer alles. Wo niedrigste Konzentrationen bestimmter Stoffe (z. B. Reinigungsmittel) schwere Symptome verursachen. In solchen Fällen spricht man gemeinhin von „Umweltkrankheit" oder „umweltbezogenen Körperstörungen" – im Englischen Multiple Chemical Sensitivity (MCS) oder nach neuerer Namensgebung IEI, Idiopathic Environmental Intolerance, was so viel heißt wie „ohne erkennbare Ursache

---

60 Der Streit über die Gesundheitsrisiken der Amalgamzahnfüllungen tobt praktisch schon seit ihrer Einführung vor rund 200 Jahren. Dennoch gibt es bisher keinen wissenschaftlich erbrachten Nachweis, dass das in der Zahnheilkunde verwendete Quecksilber-Silber-Gemisch zu gesundheitlichen Schäden führt. In Deutschland ist die Anwendung von Amalgamfüllungen eingeschränkt bei Schwangeren und bei Menschen mit verringerter Nierenfunktion. Bei Kindern soll man den Einsatz sorgfältig abwägen. Das sind aber reine Vorsichtsmaßnahmen ohne gesicherte Erkenntnisse. Bei Menschen mit nachgewiesener Amalgam- oder Quecksilberallergie dürfen diese Füllungen nicht verwendet werden. Übrigens: Amalgamfüllungen zählen zu den haltbarsten Zahnfüllungen überhaupt.

61 Wer es genauer wissen will, kann sich beim Bundesamt für Strahlenschutz (www.bfs.de) über Elektrosmog informieren: Zum Thema Elektromagnetische Strahlung allgemein unter www.bfs.de/de/elektro/faq/faq_emf.html; zu den gesundheitlichen Auswirkungen niederfrequenter elektromagnetischer Strahlung unter www.bfs.de/de/elektro/nff/wirkungen.html und zum Thema Mobilfunk unter www.bfs.de/de/elektro/faq/faq_mobilfunk.html. Viel Vergnügen.

entstandene Umweltunverträglichkeit". Schon klar, es geht um Umwelt- oder Ökohypochonder. Dabei klagen die Betroffenen selten über nur einen Auslöser – das M für „multiple" lässt es vermuten. Nein, meistens sind es mehrere und auch wechselnde Auslöser, die allesamt eine gewisse skeptische bis misstrauische Grundhaltung gegenüber unserer modernen Lebensweise und der damit verbundenen Technologie, der Umwelt und dem Leben auf diesem Planeten an sich erkennen lassen. Mit dieser Einstellung entsteht schnell ein ausgeprägtes Vermeidungsverhalten, um den vermeintlichen Gefahrenstoffen aus dem Weg zu gehen.

Ein Beispiel: Eugen, ein 37-jähriger Verwaltungsfachwirt, behauptet seit längerer Zeit, dass seine permanenten Kopfschmerzen bei der Arbeit daher rührten, dass die Putzfrau immer mit „diesem blauen Giftzeugs" seinen Schreibtisch reinige und er die Dämpfe einatmen müsse. Als weiteres Indiz für die Richtigkeit seiner These führt er an, dass die Kopfschmerzen am Wochenende immer weg seien und sich prompt am Montagmorgen wieder zurückmeldeten. Zudem hatte er erst kürzlich sein Auto verkauft, weil er der Überzeugung war, dass die im Plastik verwendeten Weichmacher sich nachteilig auf seine Potenz auswirkten …

---

62 Führt zur Asbestose, einer schweren Lungenerkrankung, oder zur Bildung eines Pleuramesothelioms, einem bösartigen Tumor des Rippen- bzw. Lungenfells.

63 Das Einatmen von Schimmelpilzsporen führt zu Reizungen der Schleimhäute und Atemwege, zu Allergien und Asthma.

Im Wesentlichen gibt es drei Kriterien, die einen Umwelthypochonder kennzeichnen:

1. Der Betroffene klagt über verschiedene, auch wechselnde, spezifische (z. B. Reizhusten) oder unspezifische (z. B. Konzentrationsschwäche) Symptome, die er auf die Wirkung bzw. körperlichen Folgen unterschiedlichster Umweltfaktoren oder -gifte zurückführt (*siehe Seite 121*).
2. Eine psychische Ursache als Grund der Beschwerden kommt ihm nicht in die Tüte. Dass die Beschwerden von giftigen oder anderweitig schädlichen Stoffen aus der Umwelt herrühren, ist ein Fakt. Egal, ob ein objektiver Nachweis erbracht wird oder nicht. Und mag der Nachweis auch fehlen, die Überzeugung wankt nicht.
3. Der Umwelthypochonder sucht mehrmals Ärzte, Umweltberatungsstellen oder sonstige Fachleute auf, um seinen Beschwerden auf den Grund zu gehen. Bei allen Untersuchungen sind die Ergebnisse entweder negativ oder nur so gering positiv, dass sie keine ausreichende Erklärung für Art und Schwere der Beeinträchtigungen geben können.

Obwohl also oft kein Nachweis einer direkten Beziehung zwischen dem Auslöser, sagen wir dem blauen Putzmittel von Eugens Putzfrau, und dem Symptom Kopfschmerz besteht, so bessern sich Eugens Beschwerden doch zumindest für kurze Zeit, als die Putzfrau auf ein grünes Putzmittel umsteigt, das weniger intensiv duftet.

Warum manche Menschen umweltbezogene Körperbeschwerden haben, ist noch nicht sicher geklärt. Es gibt aber unterschiedliche Erklärungsansätze aus unterschiedlichen Richtungen: Am ehesten einleuchtend erscheint mir persönlich die sogenannte Placebohypothese. Diese besagt, dass bei bestimmten Menschen, die im Vergleich zu anderen vielleicht besonders beeinflussbar sind, durch vielerlei Einflüsse (Medien, Ärzte, Heil-

praktiker etc.) eine Erwartungshaltung geschürt wird, die dann zu der Überzeugung führt, auf bestimmte Auslöser mit bestimmten Symptomen zu reagieren. Oder kurz gesagt: Allein der Glaube, dass eine Substanz existiert, und die Überzeugung, dass sie schädlich für einen ist, können ausreichen, um den Betroffenen wirklich krank zu machen.
Ein weiterer Ansatz ist die Immunstörungshypothese, die versucht, die umweltbezogene Unverträglichkeit in die Ecke der Allergien, also einer Überreaktion des Immunsystems, zu stecken. Das gelingt aber nicht, weil bei Umwelthypochondern keine allergietypischen Auffälligkeiten gefunden werden können.[64] Natürlich könnte die Diagnose einer Umweltunverträglichkeit auch falsch sein, die Ursache zum Beispiel eine bisher nicht erkannte Schizophrenie, bei der es so etwas wie einen „Beeinträchtigungswahn" geben kann. Ein Beeinträchtigungswahn kann sich unter Umständen so äußern, dass bestimmte Umweltfaktoren (z. B. Elektrosmog) als extrem bedrohlich empfunden werden und über Stress massive körperliche Symptome auslösen können. Die Ursache ist dann aber die Schizophrenie.

Bevor man also Sachbearbeiter Eugen und & Co. in die Schublade Umwelthypochonder steckt, sollte man mindestens zwei Dinge vorher ausschließen:

1. Die Möglichkeit, dass es sich tatsächlich um eine Vergiftung, Verstrahlung etc. handelt, und
2. dass eine ernsthafte psychiatrische Erkrankung, beispielsweise eine Schizophrenie, als Ursache dahintersteckt.

Ist dies nicht der Fall, kann man wahrscheinlich am ehesten von einer somatoformen Störung ausgehen. Zumindest wurde einer deutschen Studie zufolge bei drei Viertel aller Kandidaten in den zwölf Monaten vor Auftreten der Umweltbeschwerden eine psychische, meistens somatoforme Störung festgestellt.

Die „Therapie" ruht auf drei Säulen:

1. Beschwerden ernst nehmen.
2. Geduldiges, wenn nötig wiederholtes Aufklären über den aktuellen Wissensstand bezüglich des „Giftes" aus verlässlichen Quellen.
3. Ermutigen zur Re-Exposition, Vermeidungsverhalten durchbrechen.

Typische Symptome der Umweltunverträglichkeit

- Symptome des Hirns und der Nerven: Kopfschmerzen, Müdigkeit, allgemeine Schlappheit, schlechte Merk- und Konzentrationsfähigkeit, Schlafstörungen, Schwindel, Ohnmacht
- Reizsymptome: Reizungen der Haut, Schleimhaut und Augen; Reizhusten
- Symptome des Magen-Darm-Traktes: Durchfall, Übelkeit, Bauchschmerzen, Blähungen, Völlegefühl

64 Allerdings muss man schon sagen, dass bei Allergikern (mit nachweisbaren Immunreaktionen auf bestimmte Auslöser) die psychische Komponente auch nicht zu vernachlässigen ist. Das Immunsystem ist generell eng mit der Psyche verbunden.

Typische Auslöser für Umweltunverträglichkeiten, wie sie Umwelthypochonder benennen:

- Alle möglichen Chemikalien in der Luft, in der Nahrung und im Trinkwasser, Holzschutzmittel, Lösungsmittel, Reinigungsmittel, Waschmittel, Insektizide, Schwermetalle, Dioxine, Formaldehyd, Quecksilber
- Alles rund um den Begriff „Elektrosmog“: Hochspannung, Handys, Elektrogeräte, Funktürme etc.
- Alles rund ums Haus: Baustoffe, schlechte Innenraumluft, Pilze, künstliches Licht, Kraftfelder, Wasseradern etc.

Quelle: Modifiziert nach Morschitzky, 2007

Halten wir also fest: Unsere ganze Umwelt ist erfüllt von Radio-, Mikro- und Funkwellen, Feinstaub, Industrieabgasen und -wässern, Dämpfen aus Putz- und Reinigungsmitteln, und selbst in der reinen Natur gibt es Erdstrahlung, UV-Strahlung, Schimmel. In unseren Flüssen schwimmen Chemikalien, unsere Salate enthalten Schwermetalle, die Pilze sind verstrahlt und im Trinkwasser ist Blei. Fazit: Es ist ein Wunder, aber auch eine Tatsache, dass wir noch am Leben sind.

TAGEBUCH EINES HYPOCHONDERS

EINTRAGUNG NO. 16

Ich denke, heute wäre fast ein Grundstein für ein neues Gesundheitssystem gelegt worden. Das ich aber lieber Krankheitssystem nennen wollen würde. Heute war ich mit Dolores in einer neuen Praxis (wir versuchen unsere Arzttermine jetzt aufeinander abzustimmen!), und wie wir da im Wartezimmer sitzen und uns erschöpft, aber angeregt über unseren Gesundheitszustand austauschen, mischt sich plötzlich eine ältere Dame in unser Gespräch ein. Ob wir denn schon von dieser neuen Krankheit gehört hätten? Sie wäre schwer zu diagnostizieren, unmerklich im Verlauf und in 90 Prozent der Fälle tödlich. Wir waren natürlich sofort hellwach. Alle Schmerzen waren vergessen, alle Wehwehchen weggewischt, wo wir doch sichtlich kurz vor einem medizinischen Durchbruch standen. Leider konnte sich die Dame bei bestem Willen nicht an den Namen der Krankheit erinnern. So sehr wir auch bohrten und fragten. Da war nichts zu machen. Der Name blieb im Dunkeln.
Da mischte sich ein Herr ein, ob die Dame nicht schon mal daran gedacht hätte, dass diese Vergesslichkeit ein erstes Anzeichen voranschreitender Demenz wäre. Wenn nicht sogar Alzheimer?
Darauf meinte die Dame stolz, nein, das wäre es sicher nicht. Aber es gäbe den Verdacht auf etwas viel Schlimmeres. Sehr selten, schleichender Beginn und ein sehr langer lateinischer Name, den sie leider vergessen habe.
Dolores war von dem Gespräch so aufgeregt, dass ihre Backen zu glühen begannen. Sie sah beinah schon erschreckend gesund aus. Dem Herrn fiel das auch auf und er fragte sie sofort, ob er ihren Puls messen dürfe. Schließlich sei das Herzinfarktrisiko in Arztpraxen höher als sonstwo in der Gesellschaft. Dolores hat das natürlich zurückgewiesen und entgegnet, dass sie ja nicht wisse, ob er nicht eine ansteckende Hautkrankheit mit sich herumtrage. Vielleicht unwissentlich, aber doch.

…

Eintragung No. 16 – Fortsetzung

Das wäre natürlich eine Möglichkeit, meinte die Dame daraufhin, da gebe es auch etwas Neues, das gerade im Kommen sei, sie habe davon gelesen, aber wisse nicht mehr wo. Auch ich habe gesagt, man könne nie vorsichtig genug sein, und dann auch noch vorgeschlagen, dass wir vier uns vielleicht in einem Verein organisieren könnten. Siechtum und Selbstdiagnose oder Morbid e. V. oder so. Das wurde zunächst sehr positiv aufgenommen, aber Dolores meinte dann, ob es nicht wahrscheinlicher sei, dass unser aller Ableben die Vereinsgründung verunmöglichen würde.
Gerade wollte ich antworten, als in diesem Moment die Tür aufflog und meine Nachbarin hereinkam. Sie hat mich gegrüßt und gefragt: „Na? Sind Sie jetzt immer noch nicht gestorben? Woran das wohl liegt?“ Es war fürchterlich peinlich. Wie steh ich denn jetzt vor den anderen da? Die werden doch glauben, ich simuliere!

Tinnitus & Co. – bei dir piept's wohl!?

08.6

Tinnitus ist lateinisch und bedeutet „das Klingeln“, im medizinischen Zusammenhang ist es das Klingeln der Ohren.

Nein, es handelt sich dabei nicht um eine Fortsetzung von *Das Schweigen der Lämmer* oder *Hannibal*, und es wird dabei auch weder menschliche Leber verzehrt noch werden Körpergerüche von FBI-Agentinnen erschnüffelt. Vielmehr ist es ein spontan auftretendes Ohrgeräusch, das einseitig oder beidseitig wahrgenommen wird. Klingt eigentlich ganz harmlos, den Betroffenen kann es aber ganz schön auf die Psyche schlagen.
Stellen Sie sich vor, Sie haben ständig oder auch immer wiederkehrend ein Pfeifen, Piepsen, Brummen, Summen, Zischen oder Rauschen im Kopf, selbst wenn Sie in einem vollständig schallisolierten Raum sind. Das macht mürbe.

Tinnitus[65] tritt in zwei Formen auf: Da gibt es den objektiven Tinnitus, der, wie der Name schon vermutet lässt, für einen Außenstehenden nachvollziehbar, also objektivierbar ist. Zum Beispiel, wenn in der Gegend rund ums Ohr, also grob gesagt im Kopf-Hals-Bereich, von außen mit dem Stethoskop (das ist das Ding, dass keiner jemals lässiger um den Hals geschlungen trug als George Clooney in *ER*) Geräusche – etwa ein Strömungs-

65 Übrigens: Der Plural von Tinnitus lautet leider nicht Tinnitussi, sondern Tinnitus mit langem U. Das lateinische Wort folgt nämlich der U-Deklination. Aber egal, wer will schon mehr als einen Tinnitus.

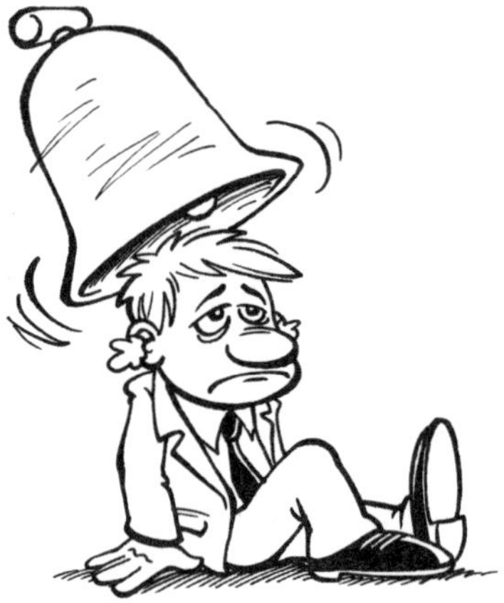

DIE LEIDEN DES TINNITUS

geräusch in einem Blutgefäß – zu hören sind. Manchmal verursacht auch ein knackender Kiefer komische Geräusche.
Die häufigere Variante ist aber der subjektive Tinnitus, der – auch hier verrät es der Name bereits – nur vom Betroffenen selbst wahrgenommen wird. Die genaue Entstehung von diesen Ohrgeräuschen ist bisher nicht geklärt. Bekannt sind jedoch potenzielle Auslöser (*siehe Seite 127*).

Das Auftreten und auch die Intensität der Ohrgeräusche sind oft von psychosomatischen Faktoren abhängig, und Tinnitus kann sowohl ein Symptom als auch die Ursache einer depressiven Verstimmung sein. Die Kombination aus psychischer Komponente und rein subjektiver Wahrnehmung führt dazu, dass Menschen mit Tinnitus schnell in die Hypochonder-Schublade gesteckt werden. Man kann Betroffenen zwar getrost vorwerfen: „Bei dir piept's wohl!" – aber echte Hypochonder sind sie nicht. Tinnitus-Patienten gehören damit in erster Linie in die Hände eines Hals-Nasen-Ohren-Arztes. In zweiter Linie kann, vor allem bei chronischen Ohrgeräuschen, eine psychologische Betreuung hilfreich sein.

Tinnitus – die Fakten

Insgesamt haben etwas mehr als ein Viertel aller Deutschen in Ihrem Leben einmal einen Tinnitus. Häufiger ist der subjektive Tinnitus. Als Ursache vermutet man eine fehlerhafte Informationsverarbeitung im Hörsystem. Der objektive Tinnitus ist seltener. Ursache: In der Nähe des Innenohres wird eine körpereigene Schallquelle wahrgenommen.

Am häufigsten treten Ohrgeräusche nach Innenohrerkrankungen auf. Sie können die Folge von Durchblutungsstörungen (z.B. bei Schilddrüsenunterfunktion, Kreislauferkrankungen, Problemen oder Engstellungen der Blutgefäße am Hals, Störungen im Kiefergelenk etc.) oder unspezifischer psychosomatischer Art (z.B. Stress als Auslöser) sein. Weiterhin kommen Erkrankungen im Mittelohr (z.B. Verknöcherung der Gehörknöchelchen* [Sie erinnern sich noch: Steigbügel, Amboß, Hammer und Akkuschrauber – ach ne, es waren ja nur drei!], Tumoren, Entzündungen usw. infrage.

Tinnitus – die Therapie

Die reicht – je nach Situation (akut oder chronisch) – von einer Blutverdünnungstherapie über eine entzündungshemmende Therapie bis hin zur Anwendung von hörgerätähnlichen Lärmschluckmaschinchen, die im Ohr des Betroffenen ein Rauschen abgeben, in dem sich das Ohrgeräusch verliert und so weniger quälend empfunden wird.

Ein weiterer Pseudokandidat aus dem Hals-Nasen-Ohren-Bereich ist der Hörsturz. Ein Hörsturz ist nichts anderes als ein plötzlicher einseitiger Hörverlust (Hören wie durch Watte, in 80 Prozent der Fälle begleitet von einem Tinnitus) ohne erkennbare Ursache. Ein Hörgestürzter ist Ihnen sicher auch schon einmal begegnet (etwa 16.000 Fälle pro Jahr in Deutschland), auch hier besteht eine enge Verbindung zu starkem Stress. Die Schwerhörigkeit ist allerdings in der Hörprüfung (Audiometrie) nachweisbar und somit nicht eingebildet. Weil die Ursache aber unbekannt ist, gibt es auch keine eindeutige Therapie. Am häufigsten kommen wie beim Tinnitus auch hier blutverdünnende und antientzündliche Medikamente zum Einsatz.

Eine weitere, völlig harmlose Art, sein Gehör einseitig zu verlieren, ist das sogenannte Cerumen obturans, der Ohrenschmalzpfropf. Zugegeben, was sich da über die Zeit ansammelt, reicht nicht gerade für eine Fettbemme, aber durchaus, um den Gehörgang zu verschließen. Es gibt auch Spezialisten, die verwechseln die Reinigung ihres Ohres mit dem Laden einer Vorderladerkanone: Sie stopfen mit dem Wattestäbchen das, was früher oder später von selbst ins Freie käme, wieder in den Gehörgang zurück. Vorzugsweise nach dem Schwimmen oder Duschen – kommt es dann plötzlich meistens nur auf der einen Seite zu einem Hörverlust. Diese Schallleitungsstörung ist jedoch schnell behoben, oft genügt es, das Ohr mit körperwarmem Wasser durchzupusten. (Bitte nicht selber machen, das sollten Sie Ihrem Hausarzt oder HNO-Arzt überlassen!)

Eine wirklich kuriose Ursache für ein störendes Ohrgeräusch ist manchmal ein freches Haar, das auf dem Trommelfell liegt. Es verursacht dann ein schabendes oder knackendes Geräusch vor allem beim Kauen. Die Entfernung ist recht knifflig und sollte am besten von einem HNO-Arzt durchgeführt werden.

TAGEBUCH EINES HYPOCHONDERS

EINTRAGUNG NO. 17

Oh, diese Jugend! So sehr ich sie auch in ihrer herumstolzierenden Gesundheit und Kraft verachte, da ich weiß, dass auch diese im Siechtum enden wird, in langem, qualvollem Siechtum – es hat nicht jeder die unbeschreibliche Frechheit meiner Schwester, die auch in ihrem fortgeschrittenen Alter Fahrradtouren macht und auf Bergen wandert –, so muss ich doch sagen, ich neide ihr ihre Entscheidungskraft: Dolores tut es. Sie will sich jetzt operieren lassen. Nachdem sie begriffen hat, dass ihre Beine nicht zu ihr gehören, hat sie kurz darauf entdeckt, dass auch ihre Hände ihr fremd sind. Und gestern meinte sie, sie sei sich auch bei ihren Ohren nicht ganz sicher.

Das kann auch gut sein, habe ich daraufhin versetzt, da ich ja die Ohren meines Vaters habe, was auch Großmutter immer gesagt hat („Die Ohren hat er vom Papa."), demnach wäre es doch gut möglich, dass sie meine Ohren hätte. Sie hat dem nicht nur nicht zugestimmt, sie fand nicht einmal die Idee interessant. Das ist das andere Problem mit der Jugend: Sie hat zu wenig Erfahrung, um sich auch nur ansatzweise vorstellen zu können, welche möglichen Widerwärtigkeiten das Leben für einen bereithält.

Egal. Sie will sich jetzt operieren lassen. Ich unterstütze sie dabei vorbehaltlos. Wir müssen nur noch eine Krankheit finden, die Beine, Hände und Ohren befällt. Dann kann es losgehen. Dann krieg ich meine Ohren vielleicht sogar wieder. Ich frag mich nur, von wem sie Beine und Hände hat?

08.7 Dysmorphophobie – Spieglein, Spieglein an der Wand …

Sind Sie zu 100 Prozent mit Ihrem Körper und Ihrem Aussehen zufrieden? Wahrscheinlich nicht.

Ganz bestimmt gibt es mindestens ein Körperteil (z. B. Haare, Haut, Po, Hände, Füße, Nase, Ohren etc.), das nicht Ihrem Idealbild entspricht und von dem Sie sich von Zeit zu Zeit wünschen, dass es anders, länger, kürzer, schmaler, breiter oder fester wäre. Und wetten: Auch die Stars und Supermodels dieser Welt haben ihre wunden Punkte. Vielleicht hat George Clooney ja ein haariges Hinterteil oder Angelina Jolie ist insgeheim mit ihrem Riesenmund total unglücklich. Wer weiß?

Glücklicherweise akzeptieren die meisten von uns im Laufe ihres Lebens ihr Aussehen und ihre Körpergestalt und wenden sich wichtigeren Dingen zu. Natürlich wird es immer wieder Situationen geben, in denen der empfundene körperliche Makel ins Blickfeld rückt, zum Beispiel wenn bei der Hosenanprobe im Kaufhaus das Hinterteil partout nicht in die angesagte Jeans hineinpasst oder wenn man als Glatzenträger aus Versehen das Musical *Hair* besucht. Aber das ist dann für den Moment frustrierend und geht auch bald wieder vorbei.

Allerdings nicht bei Menschen, die an Dysmorphophobie leiden – etwa 0,7 bis 5 Prozent der Bevölkerung (Lebenszeitprävalenz: 2 Prozent). Erinnern Sie sich noch? Diese Störung habe ich Ihnen vor ein paar Kapiteln kurz als Stiefschwester der Hypochondrie vorgestellt. Schon vergessen? Also gut, noch mal: Die Dysmorphophobie zählt zu den somatoformen Störungen und wird im ICD-10 als Variante einer Hypochondrie geführt, hat aber mit der Hypochondrie tatsächlich nur wenig gemeinsam (*siehe Fußnote 07, Seite 20*). Die Dysmorphophobie ist ein „andauerndes und fluktuierendes körperliches Beschwerdebild ohne objektivierbares Korrelat, das für eine Dauer von mindestens zwei Jahren besteht“[66].

Das schreit nach Erklärung. Bitte sehr:

1. Menschen mit Dysmorphophobie beschäftigen sich ausführlich und übertrieben mit einem eingebildeten körperlichen Makel. Ist tatsächlich – nach objektiven Kriterien – ein Makel vorhanden, so ist er sehr klein und rechtfertigt in keinster Weise die übertriebene Beschäftigung mit ihm.
2. Die Beschäftigung mit dem Makel ist derart übertrieben und der Leidensdruck so groß, dass das Leben der Betroffen gehörig vermiest wird und das soziale sowie berufliche Leben Schaden nehmen.

Während beim „normalen“ in der Bevölkerung verbreiteten Schönheitswahn die Männer zwar stark aufholen, aber immer noch deutlich hinter den Frauen liegen, herrscht bei der Dysmorphophobie schon E-mann-zipation: Frauen und Männer sind gleich häufig betroffen. Die Unterschiede liegen hier eher in den Körperteilen, die als missgestaltet empfunden werden. Grundsätzlich stehen vor allem sichtbare Körperteile (also z. B. Haare, Haut, Nase) sowie primäre und sekundäre Geschlechtsteile im Brennpunkt der Aufmerksamkeit. Bei den Frauen sind es eher Haut, Busen und Beine, beim Mann Körperbau und -größe, Haare am Kopf (zu wenig), am Körper (zu viele) und – natürlich – Form und Größe des Penis. Im Durch-

---

66 Aus: C. Mehler-Wex und A. Warnke: Dysmorphophobie – die Qual mit der eingebildeten Hässlichkeit. MMW-Fortschr. Med. 2006; 148 (10): Seite 37ff

Dysmorphophobie

Der Begriff Dysmorphophobie kommt aus dem Griechischen und bedeutet soviel wie: „die Furcht vor der Missgestalt". Er entstammt einem Mythos des griechischen Geschichtsschreibers Herodot über Dysmorfia, das „hässlichste Mädchen Spartas". Vor über 100 Jahren beschrieb Enrico Morselli, ein italienischer Psychiater, als erster die Erkrankung. 1986 erfolgte die Aufnahme in die amerikanische DSM-Klassifikation als „körperdysmorphe Störung". Im ICD-10 wird sie als Variante der Hypochondrie geführt.

schnitt beschäftigen sich die Betroffenen „wahnhaft anmutend und beharrlich"[67] mit ein bis zwei Körperteilen. Das typische Verhalten ist dabei eine Mischung aus Kontrolle und Vermeidung: Das vermeintlich entstellte Körperteil wird einerseits ständig kontrolliert, angeschaut und betastet. In der Hoffnung, dass es doch nicht so fürchterlich sei wie angenommen. Dysmorphophobiker stehen dazu stundenlang vor dem Spiegel[68] oder betrachten sich auch unterwegs ständig in reflektierenden Flächen, teilweise kommt es durch das andauernde Betasten zu regelrechten Verletzungen des verhassten Körperteils. An einen geregelten Tagesablauf mit sozialen Kontakten und Arbeit ist dann kaum mehr zu denken. Andererseits wird das betreffende Körperteil gemieden, weder angefasst noch angeschaut. Zwischen diesen Extremen pendelt der Betroffene hin und her (*weitere Merkmale Seite 134*).

In der Regel beginnt die Dysmorphophobie in der Pubertät oder im jungen Erwachsenenalter und wird allmählich zu einer chronischen Störung. Als typische Persönlichkeitsmerkmale findet man ein schwaches Selbstbe-

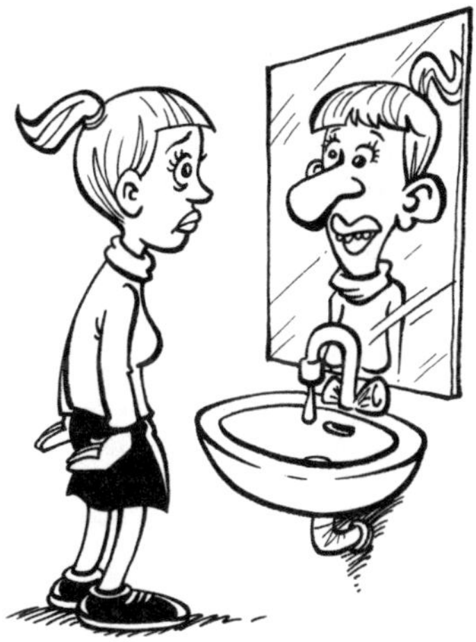

DYSMORPHOPHOBIE

wusstsein, eine große Unsicherheit im Umgang mit anderen Menschen, starke Angst vor Kritik und Ablehnung. Neben den psychologischen Erklärungsversuchen einer Störung der Persönlichkeit und der Konfliktbewältigung gibt es Hinweise darauf, dass der Neurotransmitter Serotonin eine Rolle spielen könnte.

Dysmorphophobiker wenden sich in ihrer Not eher selten direkt an einen Psychologen oder Psychotherapeuten, vielmehr suchen sie ihr Heil in der somatischen Medizin, bei Zahnärzten, Hautärzten und plastischen Chirurgen, die, wenn sie seriös arbeiten, erkennen müssten, dass für sie kein

67 Aus: C. Mehler-Wex und A. Warnke: Dysmorphophobie – die Qual mit der eingebildeten Hässlichkeit. MMW-Fortschr. Med. 2006; 148 (10): Seite 37ff

68 Sagen Sie jetzt nicht: „Hey, das macht meine Frau / mache ich doch auch ...“ Wir reden hier nicht von den 30 bis 45 Minuten, in denen abends vor dem Ausgehen das gleiche Kleid fünfmal an- und wieder ausgezogen wird, sondern von drei bis acht Stunden ...

Handlungsbedarf besteht, weil es a) gar nichts zu korrigieren gibt oder b) der Anlass viel zu gering ist. Finden die Betroffenen dann doch einen Arzt, der die Standesregeln großzügiger auslegt, sind sie entweder mit dem Ergebnis nicht einverstanden und springen von einem OP-Tisch auf den nächsten oder sie wenden ihre Aufmerksamkeit einem anderen Körperteil zu und der Kreislauf beginnt von Neuem. Je länger die Dysmorphophobie besteht und je stärker sie das Leben dominiert, desto größer wird die Wahrscheinlichkeit einer Depression, und manchmal steht am Ende, so traurig es auch ist, der Selbstmord.

Weitere typische Verhaltensweisen bei Dysmorphophobie:

- Der Glaube, dass anderen der vermeintliche Makel besonders auffällt, dass andere ständig darüber reden, ihn abstoßend finden, sich lustig machen.
- Häufiges Messen von Körperteilen, zum Beispiel der Nase.
- Verstecken des Körperteils durch verschleiernde Kleidung oder bestimmte Körperhaltungen.
- Schwierigkeiten, Beziehungen aufzubauen oder sexuelle Kontakte zu haben, aus Angst, einen hässlichen Körper zu haben.
- Stundenlanges Blockieren des Badezimmers beim Versuch, den Makel zu kaschieren.
- Der exzessive Konsum von Beauty-Zeitschriften in der Hoffnung, Tipps zu bekommen, wie der Makel kaschiert werden könnte.

Bulimie & Anorexia nervosa – die Studentin geht so lange zur Mensa, bis sie bricht

Bulimie heißt übersetzt „Ochsenhunger", gemeint ist damit die Fress-Brech-Sucht. Kennzeichen: die Betroffenen halten relativ lange ein normales Gewicht, haben aber durch das ständige Erbrechen magensäurebedingt schlechte Zähne und zeigen Zeichen einer Mangelernährung. Die Anorexia nervosa, wörtlich: „nervöser Appetitverlust", ist die klassische Magersucht, bei der durch eine strenge Diät der Körper vollkommen ausgehungert wird. Beiden liegt eine sogenannte Körperschema-Störung zugrunde.

Anders als bei der Dysmorphophobie, bei der die Wahrnehmung einzelner Körperteile gestört ist, wird bei Bulimie oder Anorexie der ganze Körper trotz Normal- oder Untergewicht als zu dick empfunden. Vergleichbar sind allerdings die ständige Kontrolle und die übertriebene Beschäftigung mit Gewicht und Figur. Essstörungsgefährdet sind vor allem Frauen zwischen dem 15. und 25. Lebensjahr. Die Bulimie ist insgesamt häufiger. Beide Störungen können katastrophale Folgen für die Gesundheit haben. An den Folgen der Anorexie sterben, je nach Dauer der Störung, 5 bis 20 Prozent.

Damit es nicht so weit kommt, sollte rechtzeitig eine Verhaltenstherapie begonnen werden, vielleicht mit Unterstützung eines sogenannten selektiven Serotonin-Wiederaufnahmehemmers, einem Antidepressivum, das die Konzentration des Botenstoffs Serotonin im Gehirn erhöhen kann.

Schon immer hat es in der Menschheitsgeschichte Schönheitsideale gegeben und schon immer den Druck, diesem Ideal zu entsprechen. Die Vorstellungen, was bei Mann und bei Frau ideal ist, wechseln bekanntlich, aber der Erfüllungsdruck bleibt. Und er nimmt heutzutage wahrscheinlich eher zu, grinsen einen doch von jeder Plakatwand, aus jeder Zeitschrift und aus dem Fernsehen täglich perfekt getrimmte und digital nachbearbeitete Menschen ohne körperliche Mängel an. Zudem steigt in der Bevölkerung die Akzeptanz von operativen Ein- und sonstigen Kunstgriffen zur Verschönerung (manchmal auch Verschlimmbesserung) des Äußeren. Wenn es so weitergeht, gibt es auch bei uns für Frauen künftig zum 18. Geburtstag den Super-Cup-Busen, zum 30. das Botox-Abo gegen die ersten Fältchen, nach dem zweiten Kind mit 40 dann das Vagina-Lifting (Stichwort: Designer-Vagina[69]) usw. Und auch die Männer legen sich immer öfter unters Messer für Brustimplantate, Po-Liftings, Lidkorrekturen, lassen sich Fett absaugen oder schnallen ihr bestes Stück für Monate auf eine Streckbank, um ein paar Zentimeter mehr herauszuschinden (*siehe Tabelle rechts*).
Natürlich ist die moderne plastische Chirurgie ein Segen für versehrte Patienten nach Unfällen oder z. B. nach Krebsoperationen oder für Menschen mit naturbedingten objektiven Missgestaltungen vor allem des Gesichts und kann tatsächlich ein ganz neues Lebensgefühl und neue Lebensfreude ermöglichen. Doch wo sind die Grenzen?

---

69 O tempora, o mores! Waren das noch schöne Zeiten, als es schick war, Designer-Vasen oder Designer-Toaster zu besitzen …

Übersicht über die am häufigsten durchgeführten „ästhetischen Eingriffe" in Deutschland*:

Laserchirurgische Eingriffe im Gesicht	34.600
Fettabsaugungen	27.700
Ästhetische Venenchirurgie (Besenreißer & Krampfadern)	16.850
Lidplastik	8.500
Brustvergrößerungen	6.200
Nasenkorrekturen	6.000
Ohrmuschelkorrekturen	3.600
Brustverkleinerungen	2.850
Haarverpflanzung	2.800
Facelifts	2.000
Faltenbehandlung:	
– Botulinumtoxin	28.000
– Fillermaterialien	21.000

*Angaben der Gesellschaft für Ästhetische Chirurgie Deutschland e. V., 2003

Um zum Abschluss dieses schaurig-schönen Kapitels über Schönheitsideale, Körperwahn und Körperwahrnehmungsstörungen nicht immer nur die Frauen in den Mittelpunkt zu stellen, möchte ich mit einem kuriosen Beispiel männlicher Eitelkeit schließen: Es geht um die Verlängerung des männlichen Penis.
Das Gefühl, zu kurz gekommen zu sein, ist nicht angenehm, zumal im sexuellen Kontext: Die Urängste des Mannes liegen blank. Aber meistens

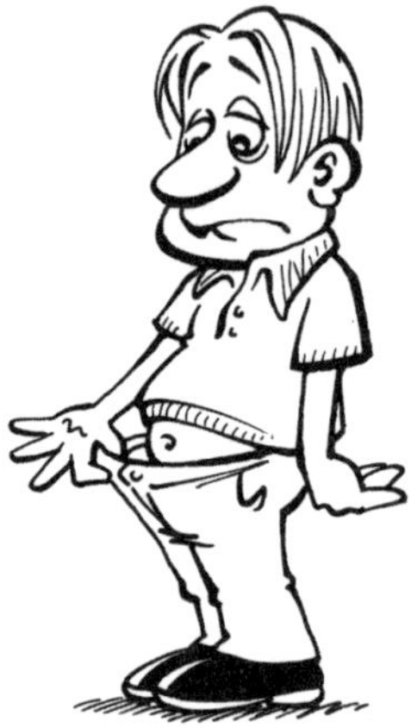

MÄNNLICHE DYSMORPHOPHOBIE

handelt es sich um eine rein subjektive Wahrnehmung des besten Stücks. Dass der Penis für seine verschiedenen ihm zugedachten Aufgaben tatsächlich zu kurz ist, ist zum Glück relativ selten. Der erlebte Leidensdruck treibt dennoch viele in die Verlängerung.

Ein echter Längenzuwachs des Penis ist rein anatomisch schwer möglich: die Penislänge ist durch die Größe des Schwellkörpers vorgegeben. Zwar gibt es chirurgische Verfahren, wie etwa die Durchtrennung des Bandes, dass den Penis quasi an der Bauchdecke festhält (Ligamentum suspensorium penis) oder eine Fettabsaugung des Fettgewebes, das sich oberhalb der Peniswurzel befindet, diese führen aber lediglich nur zu einer optischen Verlängerung von vielleicht zwei Zentimetern, wenn's hoch kommt! Penispumpen, die ein Vakuum aufbauen, können vielleicht die Erektion verbessern, den Penis verlängern können aber auch sie nicht. Seit einigen Jahren gibt es nun aber eine neue Methode, von der zumindest der Hersteller ein echtes Längenwachstum verspricht: Dabei soll – ganz ohne Chirurgie – ein Streckapparat das Problem richten. Die Verlängerung von Körperteilen durch Ausübung von Zug hat ja durchaus eine lange Tradition.

Man denke an die Giraffenfrauen des Paduang-Stammes in Birma oder auch an manche afrikanischen Ureinwohner, die sich die Lippen verlängern, indem sie große Holzscheiben zwischen Unterkiefer und Lippen zwängen. Natürlich findet man das Zugprinzip auch schon längst in der modernen Medizin, etwa bei der Knochenverlängerung oder der Dehnung von Hautarealen zur Deckung von Wunden.[70] Direktes Vorbild für die nun vorgestellte Methode zur Penisverlängerung war aber wohl ein traditionelles Yogaritual, bei dem Männern Steine an den Penis gehängt werden. Ganz so martialisch kommt das neuartige Gerät, die Streckbank des kleinen Mannes,[71] nicht daher: eine Vorrichtung aus hochwertigem Stahl, die in etwa einer Bahre ähnelt. „Ansatz" und „Kopf" des kleinen Patienten werden mittels Silikonbändern festgeschnallt. Durch mehrere einsetzbare Zwischenstücke können die Holme verlängert und ein Zug aufgebaut werden. Die einwirkende Kraft wird je nach Anzahl der Zwischenstücke reguliert. Mit dieser Penisbahre sind laut Hersteller Zuwachsraten zu erzielen, von denen die deutsche Wirtschaft nur träumen kann. In einer ersten Untersuchung waren 37 gesunde Spanier für sechs Monate mit dem Streckgerät behandelt worden. Täglich für zehn Stunden schnallten sie ihr bestes Stück auf die Bahre. (Es wird empfohlen, den Zögling im Alltag „hochgeklappt" und unter weiten Hosen verborgen auszuführen). Im ersten Monat übte das Gerät einen Zug von 600 Gramm aus, der bis Monat sechs

---

70 Bei der Knochenverlängerung wird ein Knochenbruch simuliert. Im Bruchspalt wächst der Knochen tatsächlich von beiden Seiten aufeinander zu. Durch Zug wird so lange einen Spalt aufrechterhalten, bis der Knochen das gewünschte Längenwachstum erreicht hat. Das funktioniert tatsächlich: Es wird neuer Knochen gebildet. Mit dieser Methode kann man zum Beispiel Beinlängendifferenzen ausgleichen. Bei der Dehnung von Haut dagegen kommt es, wie das Wort *Dehnung* schon sagt, zwar zu einer Vergrößerung der Hautzellen, es werden aber keine neuen Zellen gebildet.

71 Für Interessierte: Andro-Penis®, www.andromedical.de

auf 1200 Gramm gesteigert wurde. Nach drei Monaten betrug der Längenzuwachs im erigierten Zustand im Mittel bereits 10,6 Prozent der Ausgangslänge, nach sechs Monaten 27,5 Prozent – in Zentimetern: 2,8 cm. Im Frühjahr 2009 wurde in einer renommierten internationalen urologischen Zeitschrift[72] nun eine Langzeitstudie vorgestellt, die den Beweis erbringen sollte, dass die gewonnene Länge dauerhaft zu messen sei.
„Für die Studie fanden sich 21 hoch motivierte italienische[73] Männer, die sich bereitwillig einspannen ließen. 16 von ihnen blieben über den vollen Studienzeitraum bei der Stange. Zu Beginn hatten die Teilnehmer eine Penislänge von durchschnittlich 7,15 cm (Ruhezustand), nach zwölf Monaten (also sechs Monate nach Therapieende) erreichten sie durchschnittlich 9,45 cm. Es scheint, so sagen die Studienautoren, dass das Gerät für Männer geeignet sei, deren Penis für eine chirurgische Verlängerung zu lang, für ihr Ego aber zu kurz geraten sei."[74]
Ich zweifle aber ehrlich gesagt immer noch an der Wirksamkeit dieser Methode: Erstens ist die Studie mit 16 Männern statistisch nicht gerade besonders aussagefähig, zweitens sind Penisse in der Länge von Natur aus sehr flexibel.[75] Und seien wir doch mal ehrlich: Wer würde sich freiwillig so ein Stahlding für sechs Monate anschnallen und dann zugeben, dass es nichts gebracht hat?

---

72 BJU International 2009; 103: 793-7.

73 Warum nur Italiener und Spanier? ... Ich frag ja nur...

74 Zitat aus der Zeitschrift MMW-Fortschritte der Medizin (MMW FortschrMed 2009; 151 (12): 1). Übrigens die älteste noch existierende deutsche Fortbildungszeitschrift, die erstmals am 7. Januar 1854 in München unter dem Namen „Aerztliches Intelligenzblatt" erschien.
Mit freundlicher Genehmigung der MMW-Redaktion.

75 Wie heißt es doch so schön: „Den Pimmel kann man dehnen, von Hamburg bis nach Bremen, von Bremen bis nach Bruck, dann schnalzt er wieder z'ruck."

Irgendwie zum Thema der vermeintlich zu kurz Geratenen passend, möchte ich an dieser Stelle einen kleinen Exkurs in die Welt der transkulturellen Psychiatrie wagen: Transkulturelle Psychiater (TKP) erforschen das interessante Gebiet der kulturgebundenen Störungsbilder, also psychische Auffälligkeiten, die in bestimmten Regionen dieser Welt zu Hause sind. Eine dieser regionalen psychiatrischen Phänomene nennt man in der Fachsprache das „Syndrom der genitalen Retraktion", eine Angststörung, die vor allem im asiatischen Raum auftritt.
In China ist das Syndrom als Suo Yang bekannt, tritt aber nur in den Provinzen Guang-Dong und Fu-jian auf. Suo Yang heißt wörtlich übersetzt „Schwinden des Penis".
Betroffene sind psychisch sonst gesunde Männer, die anfallartig das Gefühl haben, dass Ihr Penis schrumpft und sich in den Bauch zurückziehen wird. Ist er erst einmal dort angekommen, befürchten sie, dass unweigerlich der Tod eintritt. Begleitet wird diese Angstattacke oft von vegetativen Symptomen wie Blässe, Schwitzen, Herzrasen. Sie schreien laut um Hilfe und versuchen, den objektiv nicht verschwindenden Penis festzuhalten.
Kultureller Hintergrund für diese Angststörung ist wohl ein Ungleichgewicht zwischen dem Yin und dem Yang. Das Yang symbolisiert dabei grob gesprochen das Leben. Der Penis gilt als Yang-Organ, verschwindet er, schwindet mit ihm auch das Leben.
Als Auslöser werden oft Yang-schwächende Handlungen wie etwa Selbstbefriedigung oder der „Besuch" von Prostituierten beschrieben, manchmal reicht auch nur Kälte aus. Wichtige Voraussetzung ist aber die Kenntnis, dass diese Dinge das Yang schwächen. Dafür sorgen in diesen Gegenden wohl ältere Frauen, die mit Erzählungen über fatale Suo-Yang-Fälle das Wissen in der Bevölkerung am Leben erhalten. In den Jahren 1984/85 kam es in der Provinz Guang-Dong zu einer regelrechten Epidemie mit 2000 Betroffenen. Ich überlasse es gerne Ihrer Fantasie, sich die Szenen auszumalen, die sich damals wohl abgespielt haben müssen.

Grundkurs Hypochondrie

Leistungskontrolle 2

09.1

Auch nach diesem schwierigen Abschnitt wollen wir kurz innehalten und überprüfen, ob Sie das Gelesene verinnerlicht haben. Für fünf Fragen haben Sie wieder zweieinhalb Minuten Zeit. Los geht's, die Zeit läuft.

Bitte kreuzen Sie an.
Es ist immer nur je eine Antwort richtig.

---

1. Ein Tender Point ist ...

a. die Stelle an Siegfrieds Rücken, die beim Bad im Drachenblut von einem Lindenblatt bedeckt war. („... und Hagen rammte den Speer hinterrücks in Siegfrieds Tender Point, die einzige Stelle, an der der Drachentöter verwundbar war ...", so heißt es im Nibelungenlied.)

b. der Punkt, an dem die Kupplung eines Fahrzeugs beim Anfahren am Hang „kommt", also genügend Haftung aufbaut, um das Fahrzeug in Bewegung zu setzen.

...

c. Teil eines Bonussystems bei einem bekannten Milchschokoladenriegel: Für 10 gesammelte Tender Points gibt es eine lila Tasse.

d. ein Fachausdruck aus dem Tennis: Man spricht von einem Tender Point, wenn ein maximal unterschnittener Ball direkt hinter dem Netz aufkommt, praktisch nicht mehr in die Höhe springt und somit für den Gegner unerreichbar ist.

e. ein anatomischer Punkt, vorzugsweise an einem Muskel-Sehnen-Übergang, der über die Maßen druck- und schmerzempfindlich ist.

---

2. Tinnitus …

a. war ein bedeutender römischer Historiker und Senator und als galt als einer der besten Redner seiner Zeit (Vornamen: Publius Cornelius, * um 58, † nach 116).

b. ist die Bezeichnung für das Zusammenklatschen der Becken bei einem Orchester-Musikstück. (Dirigent zum Musiker: Der Tinnitus kam zwei Schläge zu früh, also noch mal alle zusammen ab Takt 47 …)

c. ist eine altmodische englische Bezeichnung für einen Dosenöffner. (He opened the tin of peas using the tinnitus his mother-in-law gave them as a wedding-gift).

d. ist ein spontan auftretendes Ohrgeräusch, das einseitig oder beidseitig wahrgenommen wird.

e. bezeichnet einen männlichen Einwohner der norwegischen Stadt Tinn im Norden der Provinz Telemark, etwa 180 Kilometer westlich von Oslo. In Tinn leben rund 6.000 Menschen. Weibliche Einwohner der Stadt werden als Tinnitå bezeichnet.

---

3. Was ist ein / das Syndrom?

a. Das ohrenbetäubende Geräusch, das entsteht, wenn beim Start eines Formel-1-Rennens alle Boliden gleichzeitig Vollgas geben.

b. Aus dem Mittelhochdeutschen eine Ursache für den Untergang des römischen Weltreiches: „Dó dâhte ich mir vil ange, wie man zer welte solte leben, damit us niht verdurbe wie des alten syndrom fall.

c. Begriff aus dem IT-Bereich: Rom steht für Read Only Memory, meistens handelt es sich dabei um einen Speicherchip, auf dem zum Beispiel ein Computerspiel vorinstalliert ist. Ein Syn-d-rom (syn = zusammen, d = digital) ist ein Speicherchip, der mit einem anderen baugleichen Speicherchip über Es-rom (Käse aus Dänemark) kommunizieren kann.

d. Ist in der Medizin das gleichzeitige Vorliegen verschiedener Merkmale (Symptome) mit oft einheitlicher Ursache, aber wenig bekannten Entstehungswegen.

e. Ein Ausdruck aus der Kodierungstheorie, definiert als Multiplikation eines empfangenen bzw. gelesenen, möglicherweise ungültigen Codewortes am Empfänger mit der Kontrollmatrix; abhängig vom möglicherweise aufgetretenen Fehler und vom gesendeten Codewort.

4. Welche Antwort ist richtig?

a. *Colon irritabile* ist der Titel eines Liedes der italienischen Rockröhre Gianna Nannini.
Textauszug: *Colon, Colon irritabile*
con gli occhi neri e il tuo sapo mediorentale
Colon, Colon irritabile
con gli occhi neri e la tua bocca da bacciare
girano le stelle nella notte ed io
ti penso forte forte e forte ti vorrei …

b. Colon irritabile ist die Bezeichnung für das Fahrzeug, das bei einem Militärkonvoi an jeder Kreuzung falsch abbiegt oder zum Vordermann zu viel Abstand hält und so den ganzen Fahrzeugstrom durcheinanderbringt. Der Fahrer dieses Fahrzeugs wird als Agitator subilluminatus bezeichnet. (Warum die Bezeichnungen auf Lateinisch sind, ist in der Militärgeschichtsforschung bis zum heutigen Tage umstritten).

c. Die Colon irritabile ist eine Kolonie deutscher Auswanderer in Paraguay, deren Bewohner Deutschland in den 1960er-Jahren den Rücken gekehrt haben. Die Kolonie liegt 120 Kilometer südöstlich von der deutschen Mennonitenkolonie Neu-Halbstadt und etwa 330 Kilometer nordwestlich von Asunción.

d. Unter Meteorismus leiden Menschen, die Angst haben, dass ihnen der Himmel auf den Kopf fallen könnte. (So sagte Asterix zu Obelix: „Verschon mich mit deinem Meteorismus.“)

e. Meteorismus plus Bauchschmerzen plus Darmentleerungsstörungen sind typisch beim Reizdarmsyndrom.

5. Welche Aussage ist richtig?

a. Unter Herzphobie versteht man ein Phänomen in der volkstümlichen Musikszene: Die Angst der Musiker beim Schreiben von neuen Liedtexten, jedes Mal auf „Herz" mit „Schmerz" reimen zu müssen. Aber dann machen sie es trotzdem.

b. Menschen, die eine artifizielle Störung haben, täuschen Symptome vor, die sie nicht haben, um sich Beachtung und Anerkennung zu verschaffen. Nach dem Lügenbaron Karl Friedrich Freiherr von Münchhausen, auch Münchhausen-Syndrom genannt.

c. Sympathikus und Parasympathikus sind Begriffe aus dem Fachwortschatz von Drehbuchautoren. Z. B. gibt es in Krimis meistens den guten Bullen (= Sympathikus) und den bösen Bullen (= Parasympathikus). Vorsicht: nicht verwechseln mit Protagonist und Antagonist.

d. Vagina-Lifting ist ein von moralisch unreifen männlichen Skilehrern gebrauchter Ausdruck, wenn sie die Fahrt im Schlepplift dazu benutzen, ihre Auserwählte des jeweiligen Skikurses zu einem Date mit Folgen zu überreden. Weibliche Schilehrer sind erwartungsgemäß weniger ordinär, kommen aber auch schnell zur Sache: Sie üben mit ihrem Auserwählten lieber gleich den Parallellschwung auf der Buckelpiste.

e. Als Elektrosmog (andere Schreibweise „Elektro-Schmock") bezeichnet man einen Menschen, der immer als Erster die neuesten elektrischen Geräte (iPhone, Netbook etc.) besitzt, damit angibt und allen anderen damit gehörig auf den Zeiger geht.

Die Lösungen sind: 1e, 2d, 3d, 4e, 5b

Ergebnisse

Bitte tragen Sie in das erste Kästchen Ihre Punktzahl aus der Leistungskontrolle 1 und in das zweite Kästchen die Punkte aus der eben bearbeiteten Übung ein. Berechnen Sie anschließend die Summe.

	Richtige Antworten
Leistungskontrolle 1:	
Leistungskontrolle 2:	
Summe:	

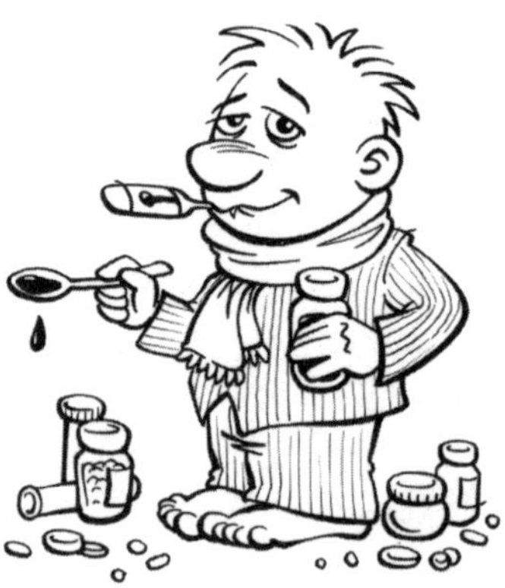

Beurteilung

8 bis 10 richtige Antworten

Gratulation, Sie haben viel gelernt. Für die eigene Psychotherapiepraxis reicht es noch nicht ganz, aber Sie können schon, ohne dabei besonders Fromm sein zu müssen, mit anderen Freizeitintelektuellen Ihr Junges Wissen diskutieren. Dabei wünsche ich viel Freud![76]

---

4 bis 6 richtige Antworten

Schon ziemlich gut. Ihr Wissen über die Tiefen der menschlichen Seele reicht nun aus, um beim Gespräch unter Arbeitskollegen, im Fitnessstudio oder in der Kneipe Eindruck zu schinden.
Aber Vorsicht: Nur das richtig verwendete Fremdwort schafft Respekt. Ein unbedacht gebrauchter Hyperchonder oder eine fahrlässig erwähnte tomatomotorische Verrenkung sind klassische Eigentore – aus dem Abseits erzielt. Wie heißt es doch so schön: „Schuster, bleib bei deinem ...!"

Null oder eine richtige Antwort

So wird das aber nichts. Kaufen Sie sich ein zweites Exemplar dieses Buches (oder wahlweise: lesen Sie das Buch ein zweites Mal und noch mal ganz von vorne oder stiften Sie es bei der nächsten Tombola als Trostpreis.)

---

76 Erich Fromm, deutsch-amerikanischer Psychoanalytiker und Philosoph; Carl Gustav Jung, Schweizer und Begründer der analytischen Psychologie; Siegmund Freud (ursprünglich Sigismund Schlomo Freud) Österreicher und Begründer der Psychoanalyse.

TAGEBUCH EINES HYPOCHONDERS

EINTRAGUNG NO. 18

Das muss man diesem Moloch Internet lassen: Es kennt Dinge, von denen selbst ich noch nichts gehört habe. Dolores hat mich zu ihr eingeladen, um gemeinsam endlich herauszufinden, was ihr und mir fehlt. Wenn wir Glück haben, ist es dasselbe. Und vielleicht finden wir noch ein paar neue Sachen, dachte ich. Sie meinte, dass das allerdings sehr unwahrscheinlich sei. Dennoch soll man die Hoffnung nicht aufgeben. Denn wir haben sehr, sehr faszinierend-bedrohliche Dinge gefunden: Anterograde Amnesie! Hyproxische Hirnschädigung! Spondylosisdeformans! Oder mein Liebstes: Xanthophylie! Klingt das nicht fürchterlich? Ist es tödlich? Ich denke schon. Habe natürlich sofort nach Gegenmitteln gesucht. Ich denke, ich werde eine Biopsie benötigen, wahrscheinlich auch eine Thorax-CT und auf jeden Fall eine hochspezifische Kontrollgruppe. So wie bei *Dr. House*. Die einzig vernünftige Fernsehsendung, wenn man mich fragen würde. Ich habe Dolores auch gleich gefragt, ob sie meine Kontrollgruppe sein wollen würde. „Natürlich," hat sie gehaucht. Sofern ihre Gliedmaßen es zulassen. Ich hab mich so gefreut. Wohl etwas zu sehr, denn sofort hatte ich den Verdacht auf eine akute Herzinsuffizienz, von der ich kurz vorher gelesen hatte. Oder einen Pneumothorax. Wahrscheinlich beides verbunden mit einem Spiegel-Syndrom. Vielleicht stecken auch Yersiniosen dahinter. Ich bin mir da sogar ziemlich sicher. Ich wollte es gerade noch nachschauen, was das eigentlich ist, da ist der Computer abgestürzt.
Dolores meinte, da wäre wohl ein Virus daran schuld.
Ist dieses Internet nicht fabelhaft? Da werden sogar die Maschinen krank.
Wenn das nicht Fortschritt ist …

Der Cyberchonder: Herr Doktor, ich habe ein WehWehWehchen!

09.2

Probieren Sie es doch mal aus: Unter dem Stichwort „Herzinfarkt" liefert die Suchmaschine Google 1.760.000 Treffer, für „Brustkrebs" immerhin 1.370.000 und zum Thema „Gallensteine" kann sich der geneigte Leser durch 93.400 Einträge klicken.

Natürlich ist das gar nichts gegenüber den 22.800.000 Hits, wenn man „Pamela Anderson" in das Suchfeld eingibt, aber auch diese Dame ist schnell überrundet, googelt man – apropos Beulen – die gute alte „Pest": rund 60 Millionen Treffer. Zugegebenermaßen ist die Pest eher etwas für den fortgeschrittenen Hypochonder, der Anfänger sollte lieber die Finger davon lassen.
Aber eins machen diese Suchergebnisse (*siehe Tabelle Seite 156*) schnell klar: Das Internet ist ein Eldorado für Hypochonder. Niemals zuvor war es so einfach, an medizinische Informationen heranzukommen. Man muss dazu nicht einmal die Wohnung verlassen. Es genügt ein Rechner samt schnellem Internetzugang, am besten mit WLAN, damit man überall – ob auf dem Klo (*siehe auch* Stuhlvisite), in der Küche oder im Schlafzimmer, direkt die eigenen Beschwerden mit dem Netz abgleichen kann.

Doch eins nach dem anderen. Die Geschichte des Cyberchonders begann so: Am Anfang war das Wort. Die internationale Marktforschungs- und Consulting-Agentur Harris Interactive wollte Ende des vergangenen Jahrhunderts herausfinden, ob und wenn ja wie viele Menschen das damals relativ neue Medium Internet dazu benutzen, sich über Gesundheitsthemen zu informieren. Für diese Menschen kreierten die Marktforscher den

Begriff „Cyberchondriacs". Cyber kommt von Cyberspace und -chonder steht – wie wir inzwischen wissen – im übertragenen Sinn für jemanden, der sich um seine Gesundheit kümmert. Ein Cyberchonder ist also jemand, der sich online um seine Gesundheit kümmert. Die erste Cyberchonder-Umfrage führte Harris Interactive 1998 durch. Aus den Ergebnissen der Online-Befragung wurde entsprechend auf die Bevölkerung der USA hochgerechnet: 1998 waren von 225 Millionen erwachsenen US-Bürgern rund 54 Millionen im Internet auf der Suche nach medizinischen Informationen (2001: 97 Millionen, 2002: 110 Millionen). 2005 waren es bereits 117 Millionen, 2006 schon 136 Millionen und 2007 rund 160 Millionen.

Wir stellen also fest: Sich im Internet gesundheitsbezogen Informationen zu suchen, ist prinzipiell normal. Fast jeder, der Zugriff auf das Internet hat, tut es dann und wann.

Das Internet ist diskret und liefert schnell Antworten. Wenn jemand was Unangenehmes bis Ekliges hat und sich aber nicht traut, deswegen den Hausarzt zu befragen, den überweist „Sprechstundenhilfe Google" direkt zum Cyberdoktor. Auf detaillierte Angaben der Suchergebnisse für „Pusteln am Po" und „Bläschen am Busen" möchte ich an dieser Stelle verzichten ... Kurzum, von Afterjucken[77] bis Zahnfleischbluten findet der Suchende alles, was das Herz – oder welches Körperteil auch immer – begehrt. Der Informations- und Wahrheitsgehalt variiert allerdings stark und nicht alles, was die Suchmaschine auf Platz 1 ausspuckt, ist automatisch der beste Treffer. Die Menge medizinischer Seiten im WWW ist Legion und belegt knapp geschlagen von den Sex-Seiten den zweiten Platz. Das Spektrum des Informationsangebots reicht dabei von medizinisch-wissenschaftlichen Seiten der internationalen Fachzeitschriften über Angebote von Kliniken, Krankenkassen, der Pharmaindustrie, Patientenorganisationen, Selbsthilfegruppen, Gesundheitsportalen bis hin zu Quacksalbern, Heilslehreverkündern und Kräuterhexen.

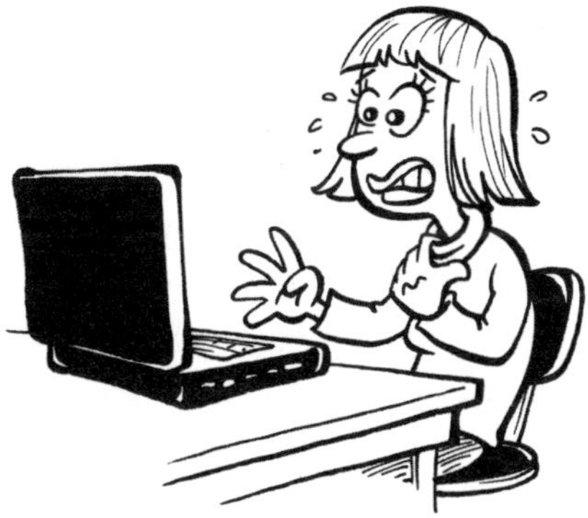

CYBERCHONDER

Was aber macht das Netz mit dem Hypochonder? Ein Beispiel: Gaby, 27, ist Büroangestellte bei einer Versicherung. Vor fünf Jahren ist sie aus einem kleinen fränkischen Dorf nach München gezogen und lebt seitdem allein in einer anonymen Wohngegend, soziale Kontakte sind außerhalb der Arbeitsstelle eher rar. Früher trieb sie regelmäßig Sport, seit sie in München lebt, nicht mehr, da sie ständig Magenschmerzen und Durchfall hat. Jutta hat oft kalte Füße und manchmal schlafen sie ihr beim Sitzen am Schreibtisch auch ein.

77 Kein Witz: Willkommen bei www.afterjucken.gesund.org: Der Seite rund ums Afterjucken ...

Ein Mensch mit normalem Gesundheitsbewusstsein wird zunächst dicke Socken anziehen, die Heizung höherdrehen und sich vielleicht einen besseren Schreibtischstuhl oder eine andere Matratze zulegen und dann beobachten, ob die Symptome weggehen. Der Mensch mit erhöhter Krankheitsangst wird jetzt schon unsicher und vermutet Schlimmeres. Da liegt es doch nah, einfach einmal „kalte Füße" und „eingeschlafene Füße" in die Suchmaschine einzugeben. Die ersten Treffer lassen selbst den Hypochonder kalt („wie eingeschlafene Füße schmecken ...": www.redensarten-index.de. Aber wer möchte das wirklich wissen?). Aber schon Treffer Nummer 6 ist hochinteressant: eine Frage-und-Antwortseite einer gefäßchirurgischen Klinik. Offensichtlich eine seriöse Quelle.

Gaby liest:

Häufig gestellte Fragen zu Durchblutungsstörungen

Frage: **Ich habe oft kalte Füße und/oder taube Finger und taube Füße. Was kann die Ursache sein?**

Antwort: Über die geschilderten Symptome klagen vor allem Frauen. Meistens ist die Ursache eine Überreaktion des vegetativen Nervensystems. Durch eine Nervenfehlsteuerung ziehen sich dabei die kleinen Gefäße zusammen. Die Durchblutung nimmt ab. In sehr schweren Fällen können z. B. die Finger sogar völlig von der Blutversorgung abgeschnitten werden, das ist sehr schmerzhaft. Die Finger sind dann extrem blass, fast weiß. Diese sogenannte vegetative Drosselung der Durchblutung ist entwicklungsgeschichtlich für uns Menschen eine lebenswichtige Funktion, da unser Körper versuchen muss, seine Kerntemperatur von 37 Grad Celsius unter allen Umständen zu erhalten, auch bei großer Kälte. Bei betroffenen Menschen reagiert der Körper aber schon bei geringer Abkühlung. Das Ergebnis sind kalte Füße und Hände – quasi als Dauerzustand.

Frage: **Warum sind gerade junge Frauen davon betroffen, und was kann man dagegen tun?**

Antwort: Die Ursache ist wissenschaftlich noch nicht geklärt. Am besten bekommt man diese Symptome in den Griff, indem man entsprechende Reize durch Kneippen bewusst auslöst, z. B. Wassertreten in einer Badewanne mit kaltem Wasser. Durch regelmäßige Reizungen kann die Reizschwelle deutlich angehoben werden. Finger und Füße reagieren nicht mehr auf so leichtere Reize. Auch Wechselduschen kann helfen.

Frage: **Auf welche Ursachen können kalte Füße noch zurückzuführen sein?**

Antwort: Es gibt auch noch eine krankhafte Ursache: Vor allem bei älteren Menschen kann es durch eine Verkalkung der Blutgefäße zu Engstellen in den Schlagadern (Arterien) kommen. Man nennt dies Arteriosklerose. Als Folge werden vor allem die vom Herzen weit entfernten Körperregionen (eben Hände und Füße) geringer oder kaum durchblutet. Das Ergebnis: Hände und Füße fühlen sich kalt an. Der Unterschied zur oben geschilderten vegetativen Drosselung treten bei der Arteriosklerose auch Muskelschmerzen auf, die durch Bewegung auslösbar sind (siehe unten).

Frage: **Ab welchem Alter kann eine Arteriosklerose („Gefäßverkalkung") auftreten?**

Antwort: Studien haben gezeigt, dass bereits im Alter von weniger als 30 Jahren eine Arteriosklerose vorliegen kann.

Frage: **Wie kann man selbst erkennen, ob bereits Durchblutungsstörungen vorliegen?**

Antwort: Bei geringen oder beginnenden Gefäßveränderungen haben Betroffene keine Beschwerden. Diese treten erst bei fortgeschrittener Erkrankung auf. Charakteristisch sind Schmerzen in den Beinen beim Treppensteigen oder Wadenschmerzen bei schnellem Gehen.

Nicht vergessen: Gabys Wahrnehmung ist schon vor dem ersten gelesen Wort selektiv, sie liest zwar, was wir lesen, versteht aber:

Überreaktion des vegetativen Nervensystems, Nervenfehlsteuerung, von der Blutversorgung abgeschnitten! Und weiter: vegetative Drosselung (oh, Gott!!), lebenswichtige Funktion, krankhafte Veränderung, Arteriosklerose, bereits im Alter von weniger als 30 Jahren, Beschwerden erst bei fortgeschrittener Erkrankung ...

Krankheitsrecherche im Internet:

Die Top Ten der Internettreffer (Auswahl)

Aids	137.000.000
Diabetes	76.500.000
Pest	58.400.000
Krebs	12.600.000
Schlaganfall	1.520.000
Herzinfarkt	1.760.000
Multiple Sklerose	967.000

Und zum Vergleich ... Beliebte Suchwörter

Sex	736.000.000
Pamela Anderson	22.800.000
Osama bin Laden	7.870.000
Adolf Hitler	6.860.000
George W. Bush	6.670.000
Schnappi, das kleine Krokodil	1.370.000
Franz Beckenbauer	1.040.000
Papst Benedikt	794.000
Verena Pooth	489.000
Arschgeweih	97.200

Kurzum: Gaby glaubt nun, mit ihren 27 Jahren bereits an einer fortgeschrittenen Arteriosklerose zu leiden (sonst hätte sie es ja gar nicht bemerkt). Nun ist ihr auch klar, warum ihr die Waden wehtun, wenn sie zu ihrer Wohnung in den 4. Stock steigt. Es steht ja alles im Text von der Klinik. Der eigentliche Grund – zu wenig Bewegung – kommt ihr nicht in den Sinn, und eigentlich ist Gaby kerngesund nur – mit Verlaub – eine „vegetative Drossel“.
Wie Gaby geht es vielen Menschen, bei denen eine erhöhte Krankheitsangst auf einen Internetanschluss trifft und sie zu Cyberchondern macht. Die ursprüngliche Definition der Marktforscher von Harris Interactive „Cyberchonder = Mensch sucht Gesundheitsinfos im Internet“ greift nicht mehr. An ihre Stelle tritt:

Hypochonder + Cyberspace = Cyberchonder.

Im schlimmsten Fall machen Cyberchonder nichts anderes mehr, als im Internet nach Symptomen zu jagen. Wo früher die Großtante mütterlicherseits, die im Krieg in einem Feldlazarett tätig war, die Deutungshoheit über die vermeintlichen Gebrechen der ganzen Familie hatte, kann sich nun jeder in den unendlichen Weiten des Internets die richtige Erkrankung zu seinen Zipperlein dazudichten. Was im analogen Zeitalter die Familienfeier, das Wartezimmer oder der Friseursalon war, sind in der neuen Netzwelt die sogenannten Chatrooms. Nach dem Sinnspruch: Geteiltes Leid ist doppeltes Leid, finden Cyberchonder hier schnell Leidensgenossen, mit denen man gemeinsam an der Symptomatik feilen oder neue Krankheiten für sich entdecken kann. Doch Vorsicht vor Simulanten oder Münchhausens Erben (*siehe* Münchhausen-Syndrom, *Seite 147*), die ihre Krankheiten nur vorgeben.

Der echte Cyberchonder glaubt daran.

Fazit für die Praxis:

- Im vergangenen Jahrtausend waren Cyberchonder Menschen, die gesundheitsbezogene Informationen im Internet suchten. Nachdem dies im neuen Jahrtausend in Zeiten von Flatrates und Hotspots auf die Mehrheit der Bevölkerung zutrifft, gelten nun Hypochonder mit Netzanschluss als die wahren Cyberchonder des 21. Jahrhunderts.
- Ob das Internet für den Anstieg hyperchondrischer Störungen in neuerer Zeit verantwortlich ist, bleibt bisher noch ungeklärt. Sicher ist aber, dass es als Füllhorn medizinischer Informationen eine hypochondrische Störung verstärken kann.
- Für einen Hypochonder hat das Internet ein extrem hohes Suchtpotenzial, weil man gerade mit den hypochonderspezifischen unspezifischen Symptomen im Internet schnellstens fündig wird: ein Suchwort führt zum Symptom, ein Klick zur Krankheit.
- Therapie: Offline bleiben!

TAGEBUCH EINES HYPOCHONDERS

EINTRAGUNG NO. 19

Es reicht! Wenn diese Ärzte aller Stümper sind, dann nehm ich die Dinge selbst in die Hand. Ich habe aufgerüstet. Das war Dolores Abschiedsgeschenk an mich. Diese Verräterin!
Eines Tages steht sie plötzlich bei mir in der Tür und strahlt vor sich hin. Sie sah so unglaublich widerwärtig gesund aus. So gut durchblutet und fröhlich. Sie trug sogar ihren Mantel offen. Das hatte sie vorher noch nie getan.

…

Eintragung No. 19 – Fortsetzung

Anscheinend hatte sie Tage vorher einen Schwächeanfall auf offener Straße gehabt. Sie meinte allerdings, ihre Beine, die ja gar nicht ihr gehörten, hätten plötzlich den Dienst versagt. So weit, so natürlich. Aber dann muss sie ein junger Mann mittels Mund-zu-Mund-Beatmung versucht haben zu retten (an und für sich schon sehr, sehr unhygienisch) und dabei scheint die Sache sich dann anders weiterentwickelt zu haben.
Dieses blöde Grinsen auf ihrem Gesicht nervt wirklich. Auch dass sie sich jetzt „Dolly" nennt, finde ich bedenklich. Wahrscheinlich hat sie der junge Mann mit einem Bakterium infiziert, das langsam ihr Gehirn auffrisst.
Wie auch immer, wenigstens hat sie mir zum Abschluss geholfen, einige Arzneien und Gerätschaften aus dem Internet zu ergattern. Und heute sind sie eingetroffen!
Großartige Sachen, deren wachsamen Augen und durchdringenden Wirkstoffen so gut wie kein Krankheitsherd entgeht: Ein Blutdruckgerät für Hochleistungssportler, ein aufklebbares Fieberthermometer mit Internetanschluss, das jeden Temperaturanstieg oder -abfall sofort per WLAN an eine Datenbank mailt, die den wahrscheinlichsten Krankheitsverlauf errechnet und einen per E-Mail informiert. Ein großartiges Ding. Jetzt brauch ich nur noch einen Computer. Dazu noch Arzneien aus geraspelten Heuschrecken und Affenbrotbaumrinde, die sehr gut gegen Dinge wirken, deren lateinischer Name auf der Packung steht. Mir unbekannt, aber sicher etwas, das vom Gesundheitsministerium hartnäckig geleugnet wird.
Das Schönste ist allerdings ein in Hühnersuppe eingelegter Schweinehuf, der nach altem indianischen Rezept verarbeitet wurde und der, wenn man ihn übers Bett hängt, im Schlaf gegen Vogel- und Schweinegrippe vorbeugen soll. Wenn er nur nicht so entsetzlich stinken würde!
Doch für meine angeschlagene Gesundheit ist mir kein Weg zu steinig. Und kein Schweinehuf zu übel riechend. Dolores wird schon noch sehen: Ich werde noch krank sein, wenn sie längst glücklich gestorben ist!

Hypochonders Allerlei

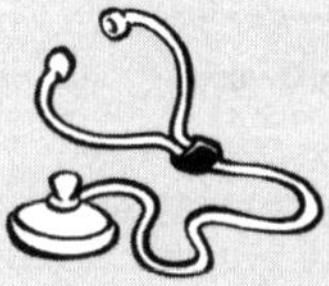

Das Handwerkszeug des Hypochonders: Die Hardware

10.1

Ein wesentliches Verhaltensmerkmal von Menschen mit erhöhter Krankheitsangst ist, wie Sie inzwischen wissen, das Body-Checking, also das fast zwanghafte Überprüfen von Körperfunktionen und von vermeintlichen und gelegentlich auch echten Symptomen.

Dazu stehen auf der ersten Stufe natürlich zunächst einmal die fünf Sinne Hören, Riechen, Schmecken, Fühlen und Sehen zur Verfügung. Mit diesen, fachkundig angewendet, kommt man schon ziemlich weit.

Auf der zweiten Stufe kommen einfache Hilfsmittel wie eine Taschenlampe und ein Spiegel hinzu, mit denen man dann auch Regionen kontrollieren kann, die sich a) dem direkten Blick entziehen oder b) im Dunkeln liegen oder c) beides.

Auf Stufe drei kommen dann die ersten technischen Hilfsmittel dazu: Fieberthermometer, Blutdruckmessgerät und Stethoskop. Technikfreaks benutzen z. B. zur dauerhaften Pulskontrolle eines dieser Pulsmessgeräte, die für Ausdauersportler auf dem Markt erhältlich sind. Theoretisch wäre auch ein Otoskop sinnvoll, also ein Gerät, mit dem man in die Ohren schauen kann. Hier liegt das Problem aber eindeutig darin, dass aufgrund der seitlich am Kopf positionierten Ohren die Selbstuntersuchung fast unmöglich ist.[78]

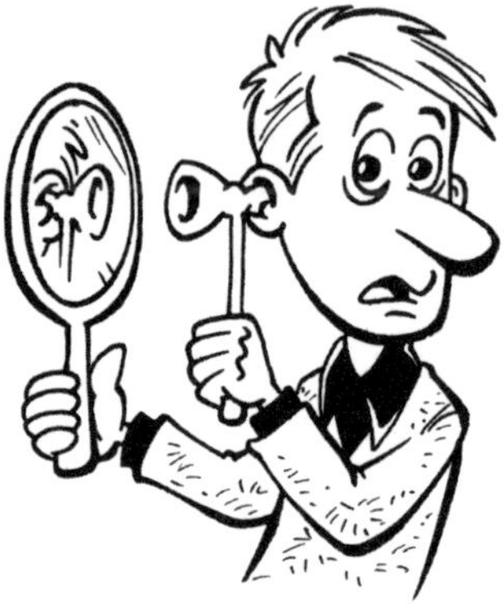

HYPOCHONDRISCHE HARDWARE

Auf Stufe vier folgen dann die echten Profigeräte: Ein tragbares 24-Stunden-Blutdruckmessgerät für die dauerhafte Blutdrucküberwachung, ein tragbares EKG, um dauerhaft Herzfrequenz und -rhythmus aufzeichnen zu können, ein kleines Gefäßdoppler-Gerät, mit dem man Blutgefäße auf mögliche Engstellen überprüfen kann, und zu guter Letzt ein mittelgroßes Ultraschallgerät, um nach möglichen Tumoren im Bauchraum und in den dort befindlichen Organen zu fahnden. Von der Anschaffung von Röntgengeräten, Computertomografen sowie der Selbstuntersuchung mittels endoskopischer Techniken ist dringend abzuraten. Der Aufwand und die Unterhaltskosten sind einfach zu hoch. Nützlicher hingegen und gar nicht teuer sind Urin-Teststreifen, mit denen man den Blutzuckergehalt oder Keime im Pipi nachweisen kann oder die sogenannten Stuhlbriefchen, eine lustige Erfindung, bei der man mit einem kleinen Löffelchen eine Stuhl-

78 Wenn Sie es schaffen, sich selbst ins Ohr zu schauen, machen Sie davon ein Foto und schicken es mir. Anschließend melden Sie sich bei *Wetten, dass ...?* an.

probe auf einem Stück Karton aufbringt, das Ganze dann in einen Umschlag packt und zur Kontrolle wegschickt. Untersucht wird auf „okkultes Blut“ im Stuhl, das klingt mysteriös, hat aber nichts mit Satanskult oder so zu tun. Es geht lediglich darum herauszufinden, ob im Stoffwechselendprodukt Blut enthalten ist, das man mit bloßem Auge nicht sieht.[79]

Was die Selbstbehandlung mit allerlei Gerätschaften betrifft, steht dem Hypochonder ebenfalls eine Vielzahl von Möglichkeiten zur Verfügung. Hier eine kleine Auswahl: Die gute alte Wärmflasche, alternativ ein Heizkissen oder, für punktuelle Wärme, das ABC-Pflaster. Auch ein Klassiker und durch Molières *Eingebildeten Kranken* weltberühmt: Der Einlauf zur Reinigung des Darmes, auch „purgieren“ genannt. Man unterscheidet zwischen einem kleinen „Klistier“ und dem „hohen“ Einlauf. Die Details möchte ich Ihnen ersparen.

---

79 Okkultes Blut im Stuhl kann ein Hinweis auf eine entzündliche oder bösartige Darmerkrankung sein.

10.2 Das Handwerkszeug des Hypochonders: Die Software

Hypochonder sind in ihrer Krankheitsangst natürlich auch sehr anfällig für Medikamente, Mittelchen und – Quacksalberei.

Kein Wunder, wer mitunter jahrelang leidet, ohne dass eine echte Krankheit gefunden wird und demzufolge auch keine passende Therapie, wird in seiner Verzweiflung fast alles ausprobieren. Außerdem ist es meistens leichter, nach einem Medikament zu greifen, als sein Leben zu ändern – und das muss man, wenn man die psychische Komponente akzeptiert. So ist nun mal der Mensch.

Aber auch die kleinen Hypochonder haben gerne Ihre Mittelchen immer bei sich, die ihnen Sicherheit geben.[80] Bei dem einen ist es ein Päckchen Aspirin, beim anderen Echinacintropfen, ein weiterer schwört auf Umckaloabo, der nächste auf die Rescue-Tropfen aus der Bachblütenapotheke und der Letzte in dieser Runde auf Chamomilla D 12 aus Hahnemanns Homöopathiekiste.

80 Ich persönlich reise nie ohne mein kleines „Hypochondertäschchen“. Darin enthalten sind immer: Nasentropfen, Durchfalltabletten, Tropfen gegen Übelkeit, Zäpfchen gegen Schwindel und Erbrechen, ein Mittel gegen zu viel Magensäure, Schmerztabletten, Zäpfchen gegen Fieber und Halstabletten sowie ein Fläschchen Umckaloabo. So gewappnet, kann ich fast überallhin angstfrei reisen.

81 Diese Therapie hat nichts mit Blüten zu tun, die an einem Bach wachsen. Nein, der Erfinder hieß Edward Bach, war Engländer, und brachte seine Lehre so um 1930 herum unters Volk. Daher auch die Schreibweise Bach-Blütentherapie …

Es gibt also drei Kategorien:

Erstens diejenigen, die „echte", also nach wissenschaftlichen Kriterien überprüfte Medikamente nehmen. Das kann unter Umständen nicht ungefährlich sein, aus einem einfachen Grund: Sie zeigen in der Regel eine definierbare und reproduzierbare Wirkung – haben aber auch oft entsprechende Nebenwirkungen und können in falschen Dosierungen giftig sein.

Zweitens diejenigen, die pflanzliche Mittel, also Phytotherapeutika, schlucken. Dazu gehört eben z. B. Echinacin, Umckaloabo, aber auch Johanniskraut, Hopfen usw. Auch bei vielen dieser Phytotherapeutika ist eine echte Wirkung nachgewiesen und reproduzierbar. Je nach Dosis werden aber auch sie zum Gift.

Drittens: die Anhänger der alternativen Heilmethoden, beispielsweise der Bach-Blütentherapie[81] oder eben der klassischen Homöopathie[82]. Beide Ansätze haben aus unterschiedlichen Richtungen kommend eine gemeinsame Endstrecke: Vom eigentlichen Wirkstoff ist in den Tropfen (Bach-Blütenessenzen) oder Tropfen und Globuli fast nichts bis gar nichts mehr nachweisbar: Bei der Herstellung der Bach-Blütenessenzen entstehen aus 5 Litern Wasser, in denen die Blüten gelegen haben (Urtinktur), durch Verdünnung über 2000 Liter Blütenessenz. Bei der Homöopathie ist es bei einer üblichen Potenz von D 12 in etwa so, als wenn ein Tropfen Wirkstoff auf die Wassermenge von 25 Olympiaschwimmbecken kommen würde.

---

82 Begründet von Samuel Hahnemann im 18. Jahrhundert, der Ähnliches mit Ähnlichem heilen wollte. Seine Theorie basiert auf einem Selbstversuch, in dem er das Malariamittel Chinin, ohne Malaria zu haben, einnahm und daraufhin Fieber entwickelte, was ja für Malaria typisch ist. Doof ist nur, dass dieser Versuch, auf den sich alles gründet, seitdem nicht mehr funktioniert hat. Chinin kann wohl alles Mögliche machen, z. B. eine Allergie auslösen, aber keinen Fieberschub bewirken.

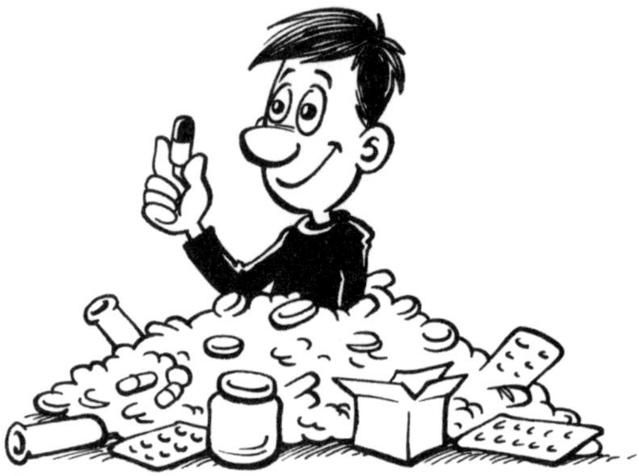

HYPOCHONDRISCHE SOFTWARE

Mich wundert es daher nicht, dass sich die wissenschaftliche Medizin scheut, hier eine Wirkung anzuerkennen. Bisher gibt es auch noch keine wissenschaftlichen Studien, die eine tatsächliche Wirkung dieser Methoden belegen würden. Wenn Wirkungen vorhanden sind, kann man sie mit einer Placebowirkung gleichsetzen.
Woran man wieder erkennen kann welche suggestive Kraft unsere Psyche haben kann. Man muss nur glauben können.

Mein Fazit: Jedem das Seine, solange es hilft und nicht schadet.

Wie Sie aber Schädliches aus dem unglaublichen Angebot an Hilfs- und Heilmittel herausfiltern können, zeigt Ihnen die folgende Aufzählung, in der Sie zehn Anzeichen dafür kennenlernen, dass es sich bei einer Behandlungsmethode, einer Arznei oder einem Medikament am ehesten um Quacksalberei handelt:[83]

1. wird durch Hinweise auf exotische Herkunft interessant gemacht.
2. soll noch Heilung bringen, wenn die Schulmedizin in ausweglosen Situationen versagt.
3. die Wirksamkeit soll durch umfangreiche „Erfahrungen" bewiesen sein, ohne dass nachvollziehbare Daten aus kontrollierten klinischen Studien existieren.
4. soll gegen eine Vielzahl, v. a. chronischer und nichts miteinander zu tun habender Krankheiten wirksam sein.
5. soll regelmäßig zum Erfolg führen, wenn es nicht funktioniert, ist die vorangegangene wissenschaftlich-medizinische Behandlung schuld.
6. ist an Personen oder Einrichtungen gebunden, die die Methode/das Medikament entwickelt haben und damit Geld verdienen.
7. soll keinerlei Nebenwirkungen haben oder die Nebenwirkungen von Verfahren der akademischen Medizin vermindern oder aufheben.
8. ist kompliziert, sodass Misserfolge auf Anwendungsfehler zurückgeführt werden können.
9. soll schon seit Jahren/Jahrzehnten verwendet werden, ohne jemals offiziell anerkannt worden zu sein.
10. ist den Behauptungen zufolge so gut, dass man sich wundert, warum keine Zulassung als Heilmethode oder Arzneimittel existiert.

---

83 Quelle: Modifiziert nach Arznei-Telegramm 34/2003; Nr. 10 und InFo Onkologie 2008; 11 (3): 223.

TAGEBUCH EINES HYPOCHONDERS

EINTRAGUNG NO. 20

Ich hab ihn gefunden. Es gibt ihn also doch! Ein Fachmann, eine Koryphäe der Medizin, vielleicht auf seine Art – ja! – ein Gott!
Und ich muss ehrlich sagen: Ich habe nicht mehr daran geglaubt. Aber wenn die See noch so stürmisch ist und die Nacht finster und mondlos, dann blinkt doch immer noch irgendwo ein Leuchtturm. Und meiner heißt: Doktor Keuchling.
Schon als ich seine Praxis betreten habe, wusste ich: Hier ist etwas anders. Keine ebenfalls wartenden Halbkranken, keine bunten Zeitschriften, angenehm dunkel und – keine Sprechstundenhilfe. Ein Arzt zum Anfassen also. Eigentlich wollt ich mich gerade in die Zeitschrift *Bestatter Privat* vertiefen, um mich auf meine Zukunft vorzubereiten, da wurde ich schon aufgerufen. Der Doktor empfing mich mit einem freundlichen Husten und hieß mich hinsetzen. Nach einer kurzen Schilderung meines Leidens, die er sehr professionell kommentierte („Um Gottes Willen!", „Das ist ja fürchterlich!", „Na, wenn das nichts Ernstes ist, haben Sie da noch mal Glück gehabt!", „Haben Sie eine Lebensversicherung?"), begann er mit der Untersuchung. Sie war gründlich, länger, als ich erwartet hatte, und wurde von ihm mit einem zunehmend ernsteren, ja fast erschütternden Gesichtsausdruck begleitet. Da hab ich mich sofort ernst genommen gefühlt. Dann hat er gesagt: „Also, ich will Ihnen keine allzu großen Hoffnungen machen. Das kann jetzt sehr schnell gehen oder sich noch Jahre hinziehen. Das kommt ganz darauf an, was die Labor-Untersuchungen ergeben werden."
Welch wunderbare Worte einfühlender Empathie!
Aber der Höhepunkt kam erst. „Ich kann mir vorstellen, wie es Ihnen geht. Glauben sie mir, ich selbst – hust! – wurde schon von vielen Kollegen belächelt. Sie haben über mich den Kopf geschüttelt und mich nicht ernst genommen, aber ich – hust! – habe gewusst, dass ich recht habe. Denn Sie glauben ja nicht, woran ich selber laboriere!"

...

Eintragung No. 20 – Fortsetzung

Und dann hat er erzählt. Von unterschiedlichen Virenstämmen und Bakterienkulturen, die sich seit Jahren in ihm vermehren und die durch seine jahrelange aufopfernde Fürsorge seinen Patienten gegenüber schließlich bei ihm gelandet sind. Er habe Krankheitsbilder an sich entdeckt, die vorher der Wissenschaft noch nicht einmal bekannt waren. Doch wurde er, wie so viele große Entdecker und geniale Köpfe, einfach verkannt. Geschnitten. Ausgelacht. Angeblich wegen wissenschaftlicher Unseriosität. Aber warum, so sagte er, solle er denn etwas beweisen müssen, an dem er selber gerade langsam elend zugrunde gehe? Er selber sei doch der Beweis! Und nur weil er aufgrund seiner perfekten genetischen Vorraussetzungen und seiner selbst entwickelten Gegenmittel noch am Leben sei, könne man ihn doch nicht als Quacksalber hinstellen. So aber bleibe ihm wohl nichts anderes übrig, als sein Leiden weiter mit sich herumzuschleppen.

„Verstehen Sie", sagte er schließlich „ich muss sterben, um anerkannt zu werden. Solange ich lebe, bin ich mein eigener Gegenbeweis!" Ein Dilemma eines tragischen Mannes, eines großen Geistes und eines fabelhaften Mediziners! Und auch wenn ihm sein Doktortitel aberkannt worden ist, er ist mein Arzt. Und ich bin sein Patient. Sein einziger im Übrigen.

Da sieht man wieder einmal, wie einsam Genialität machen kann.

Der Arzt als Hypochonder

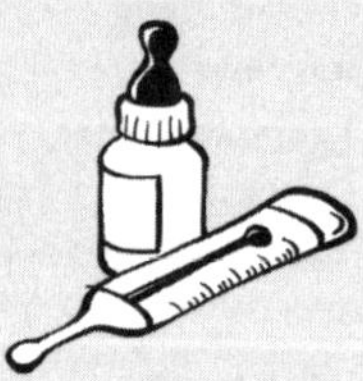

Wenn die Profession zur Obsession wird

11.1

Kennen Sie das Gefühl, dass es sie plötzlich überall juckt, wenn Ihnen jemand davon erzählt, dass im Kindergarten wieder einmal Läuse umgehen?

Oder dass es Ihnen auch ganz schlecht wird, wenn Ihr Kollege, mit dem Sie das Büro teilen, einen Magen-Darm-Virus erwischt hat und kaum vom Klo runter kommt? Solche Dinge lassen die wenigsten kalt und zumindest für ein paar Momente übermannt uns die Krankheitsangst (*siehe auch das Beispiel an der Supermarktkasse*) – um dann aber auch wieder zu verschwinden. Ein ganz normaler Vorgang also.

Nun stellen Sie sich aber einmal vor, dass Sie tagaus, tagein mit Krankheiten anderer Menschen konfrontiert werden: Der durchschnittliche Hausarzt z. B. sieht und spricht am Tag wahrscheinlich so zwischen 20 und 50 Patienten, große, kleine, alte, junge, dicke, dünne. Der eine hat eine Bronchitis, der nächste ein offenes Bein, die Dritte eine eitrige Mandelentzündung; Diabetes, Herzinfarkt, Ausfluss, Durchfall, Depressionen und was es noch so alles gibt. Sie werden angehustet, kommen kranken Menschen näher, als es einem bei Gesunden lieb wäre, fummeln in Wunden und mehr oder minder appetitlichen Körperöffnungen herum. Sie sehen Menschen krank und wieder gesund werden, sie sehen aber auch Menschen krank werden und leiden, krank werden und sterben. Kurzum, der Tag beginnt mit Krankheit, er endet mit Krankheit. Wenn das keine Spuren hinterließe, wäre es schon seltsam.

Das medizinische Fachwissen macht die Sache eher noch schlimmer. Schließlich weiß man als Arzt ja, was man alles bekommen könnte. Zwar sind die wenigsten Ärzte selbst jemals krank, das verbietet sich schon von

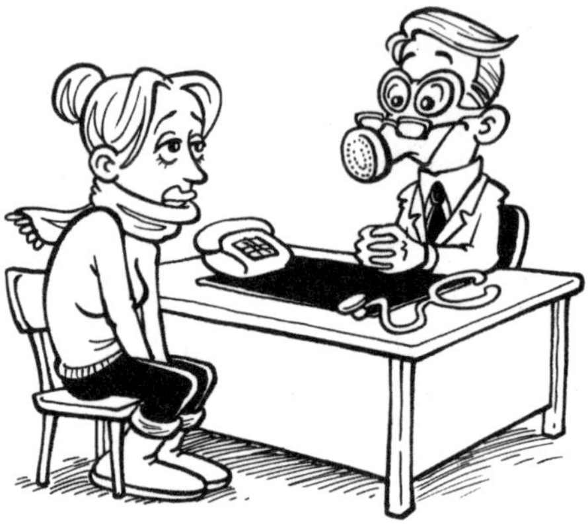

HYPOCHONDRISCHER ARZT

Standes wegen. Aber ich behaupte doch, dass viele – wie übrigens auch andere Menschen, die regelmäßigen und engen Kontakt mit Kranken und Krankheiten haben – im Vergleich zu Otto Normalverbraucher überdurchschnittlich häufig eine erhöhte Krankheitsangst haben.[84] Natürlich sind nicht alle Ärzte große Hypochonder, aber auf der Kurve des Krankheitsbewusstseins liegen viele ziemlich weit rechts. Für Medizinstudenten gibt es dazu sogar Untersuchungen: Man hat herausgefunden, dass 70 bis 80 Prozent der Medizinstudenten hypochondrische Ängste angeben. Meistens handelt es sich dabei um eine zeitlich begrenzte Hypochondrie. Diese Zahlen decken sich in etwa mit meiner persönlichen Erfahrung: Bei manchen Kommilitonen konnte man immer ziemlich genau sagen, welchen Lernstoff sie gerade paukten.

---

84 Vielleicht haben männliche Gynäkologen bei Ihrer Berufswahl einen sehr klugen Schachzug getan: Es gibt verdammt wenig gynäkologische Erkrankungen, die sie selbst – mangels passender Organe – bekommen könnten. Für einen Mann ist das Risiko für Gebärmutterhalskrebs oder eine Eileiterschwangerschaft eben doch extrem niedrig.

Ich erinnere mich noch gut an einen von ihnen – der Vater war Urologe. Dieser junge Mann war eine Zeit lang fest davon überzeugt, einen Hodentumor zu bekommen. Immer am Wochenende unterzog er in Papas Praxis seinen Hodensack einer Ultraschalluntersuchung, um sich zu vergewissern, dass alles in Ordnung sei. Arztsöhne und -töchter sind im Übrigen ganz besonders gefährdet: Sie kommen schließlich schon im frühesten Alter zwangsläufig und regelhaft mit medizinischen Themen in Kontakt. Stellen Sie sich doch mal vor, Sie müssen als achtjähriges Kind mit Fieber und Halsschmerzen im Bett liegend folgenden Dialog Ihrer Eltern mit anhören:
Papa: „Ich glaube zwar, dass klein Rudi nur eine banale Tonsillitis hat, wir sollten aber ausschließen, dass es sich bei dem Erreger um betahämolysierende Streptokokken der Gruppe A handelt. Wir wollen ja schließlich keine Endokarditis riskieren.
Mama: „Es könnte aber doch auch eine Angina Plaut Vincent sein, oder vielleicht ein Pfeiffer'sches Drüsenfieber, oder etwa doch ein Lymphom?"
Papa, an das Kind gewandt: „Ach egal, es wird schon wieder, mein Kleiner, nimm nur regelmäßig dein Antibiotikum ..." ... und im Hinausgehen zur Mutter: „Und Schatz, was machen deine Varizen?"

Halten wir also fest: Ärzte (und auch Krankenschwestern, Pfleger, Medizinjournalisten etc.) haben schon allein aufgrund ihres Berufes und der damit verbundenen täglichen Konfrontation mit Krankheiten ein erhöhtes Risiko für eine erhöhte Krankheitsangst. Bitte bedenken Sie das bei Ihrem nächsten Arztbesuch und fragen Sie doch einfach mal: „Und wie geht es Ihnen eigentlich, Herr Doktor?"

11.2 Der Hypochonder beim Arzt – Liebe ist etwas anderes

Wenn Sie das Buch bisher aufmerksam gelesen haben, wird es Sie vielleicht nicht verwundern, dass Menschen mit somatoformen Störungen nicht unbedingt zu den beliebtesten Patienten in einer Arztpraxis gehören.

Man kann fast ohne Übertreibung sagen, dass für alle der genannten Beschwerdebilder eine gestörte Arzt-Patient-Beziehung ein ganz typisches Merkmal ist. Viele Ärzte würden sich lieber aus ihrer Praxis wegbeamen lassen, als bestimmten Patienten im Sprechzimmer gegenüberzutreten. Natürlich reißen sich die meisten am Riemen und machen trotzdem ihre Arbeit. Ehrlich gesagt: Leicht ist das nicht und deshalb kommt es durchaus immer wieder vor, dass Ärzte, die Krankheitsangst ihrer Patienten durch bestimmte Verhaltensweisen und Umgangsformen noch weiter schüren.

Was aber macht den Hypochonder und seine Verwandten und Bekannten für den Arzt so anstrengend? Fassen wir noch mal zusammen:

- Menschen mit einer erhöhten Krankheitsangst haben recht häufig bestimmte Persönlichkeitsmerkmale, die, sagen wir, eher mit einer negativen Grundeinstellung zum Leben zu beschreiben sind (*siehe* das Glaubensbekenntnis des Hypochonders, *Seite 143*). Weil sie tatsächlich Angst um ihre Gesundheit haben, treten sie bisweilen auch unangenehm forsch und fordernd auf.

- Ein wesentliches Merkmal aller somatoformer Beschwerdebilder ist der Wunsch nach Rückversicherung. Das führt dazu, dass Aussagen des Arztes oder Untersuchungsergebnisse nach kurzer Zeit angezweifelt werden, zur Absicherung ein anderer Arzt aufgesucht wird und ggf. sogar die Kompetenz der Ärzte insgesamt infrage gestellt wird.

- Je länger die Störung besteht, desto stärker ist die Fixierung auf die Beschwerden. Hypochonder können sich stundenlang mit ihrer vermeintlichen Krankheit auseinandersetzen und fühlen sich schnell unverstanden, wenn die Beschwerden nicht ausreichend gewürdigt werden.

- Menschen mit erhöhter Krankheitsangst sind Zeitfresser: Sie können in der Arztpraxis jedes noch so ausgeklügelte Bestellsystem mit sonst garantiert kurzen Wartezeiten problemlos zum Absturz bringen und mit einem Besuch die ganze Sprechstunde sprengen (*siehe Kasten* Internet-Printout-Syndrom, *Seite 176f*).

Werfen wir nun aber einen Blick auf die andere Seite:

Ein Arzt kann vieles haben: Menschenkenntnis, brillantes Fachwissen, den diagnostischen Blick, blaue Augen, krumme Beine, platte Füße. Was er (oder sie) sicher nicht hat ist: viel Zeit. In unserem Gesundheitssystem, das, nebenbei gesagt, immer noch zu den besten der Welt zählt, gibt es keinen Platz und kein Geld für zeitintensive Arzt-Patienten-Gespräche.[85]

85 Diese Aussage bezieht sich vor allem auf die „Organmedizin". In der Psychiatrie und auch der Psychotherapie hat das Gespräch natürlich einen anderen viel höheren Stellenwert und kann allerdings auch entsprechend abgerechnet werden.

Das Internet-Printout-Syndrom

Das Internet-Printout-Syndrom könnte (Hallo, Verschwörungstheroretiker!) eine Erfindung der Vereinigung der Druckerpatronenhersteller sein. Ist es aber nicht. Vielmehr ist es eine direkte Folge dessen, was sich heutzutage unter dem Begriff Cyberchondrie (*siehe Seite 151*) zusammenfassen lässt: Medizinische Informationen aus dem Internet werden zusammengesucht, ausgedruckt und dem Arzt beim nächsten Arztbesuch auf den Tisch geknallt. So ein Stapel kann mal ganz schnell 30 bis 40 Seiten dick werden. Natürlich wünscht sich jeder Arzt einen aufgeklärten, eigenverantwortlich handelnden und denkenden Patienten, aber in der Regel sind solche selbst zusammengebastelten Krankheits-Dossiers und vor allem die damit verbundene Erwartungshaltung, gleich hier und jetzt alles durchzusprechen, von zweifelhaftem Nutzen: Wenn keine Quellen ersichtlich sind, kann der Wert der Information nicht beurteilt werden. Im Internet existieren Abertausende von teilweise völlig gegensätzlichen Informationen zu ein und derselben Krankheit oder Therapie. Häufig sind v. a. bei sehr spezifischen Therapieformen (z. B. bei der Behandlung von Krebs) bestimmte Medikamente oder Behandlungsformen bei uns noch nicht zugelassen (manchmal auch aus gutem Grund) oder nicht verfügbar.
Manche Ärzte reagieren dann auch ziemlich dünnhäutig auf die ungewollte Datenflut und den damit verbundenen Druck – es könnten ja auch Informationen dabei sein, die sie tatsächlich noch nicht kennen. Diejenigen, die mit der Situation souverän umzugehen wissen, nehmen erst einmal den ganzen Stapel entgegen, versprechen, ihn in Ruhe durchzusehen (und machen das dann auch) und geben ihrerseits dem Patienten Lesestoff mit nach Hause. Erst bei einem Anschlusstermin wird dann das jeweils Gelesene besprochen.

Und dabei wäre gerade die ZEN-Diagnostik – bestehend aus Zuhören, Empathie zeigen und Nachfragen – der erste Schritt zur richtigen Diagnose und für beide Parteien das Beste. Stattdessen überwiegt die Frustration, vielleicht auch die Kränkung. Der Patient hat das Gefühl, unverstanden zu sein, der Arzt fühlt sich als Fachmann nicht ernst genommen und persönlich angegriffen. Viele Ärzte greifen daher lieber gleich zum Rezeptblock und verschreiben ein paar „harmlose" Medikamente[86] oder ordnen Untersuchungen an, von denen sie wissen, dass sie medizinisch eigentlich nicht gerechtfertigt sind. Damit sind sie den Hypochonder zwar erst einmal los und haben ihn wahrscheinlich auch kurzfristig besänftigt, geholfen haben sie ihm damit nicht – im Gegenteil: Diese Strategie führt dazu, dass sich die Rückversicherungsspirale immer schneller dreht und sich die Beschwerden immer tiefer eingraben. Auf Patientenseite ist Extrem-Doctor-Hopping die entsprechende Konsequenz.

Ein veritables Dilemma also. Am ehesten wird die Beziehung funktionieren, wenn man ganz klare Absprachen und Regeln trifft, an die sich beide Seiten zu halten haben. Zuerst eine Runde sinnvoller Untersuchungen zum Ausschluss organischer Erkrankungen, anschließend regelmäßige Termine mit einem festgesetzten Zeitrahmen. Das ist für beide Seiten besser als symptomgesteuerte Termine, die zeitlich gesehen völlig aus dem Ruder laufen.

---

86 … die im besten Fall symptomatisch wirken, also vielleicht Auswirkungen bekämpfen, aber nicht die Ursache.

TAGEBUCH EINES HYPOCHONDERS

EINTRAGUNG NO. 21

Jetzt bin ich wieder allein. Mein Arzt will mich nicht empfangen. Auf der Tür seiner Praxis steht nur: Wegen Krankheit auf unbestimmte Zeit geschlossen. Was soll ich denn jetzt tun? Wer versteht mich denn sonst?
Überhaupt ist heute ein durch und durch unerfreulicher Tag. Die Verkäuferin in der Bäckerei hat mir nämlich erzählt, dass meine Nachbarin gestorben ist. Sie wäre wohl bereits seit Jahren schwer leidend gewesen. Diese Egoistin hat mir gegenüber darüber nie ein Wort verloren. Wahrscheinlich wollte sie mich bloß ärgern. Heimlich dahinsiechen und dann vor mir sterben. Eine hinterhältige Person. So viel Niedertracht muss einen ja auch krank machen.
Gerne wär ich mit ihr zusammengesessen und hätte Symptome verglichen und düstere Prognosen erstellt. Aber was hat sie getan? Immer nur in den Park und raus an die frische Luft. Als hätte sie dort Spaß gehabt … Ich versteh diese Frau nicht.
Aber ich bin diese Enttäuschungen ja schon gewohnt: Vater, der mich nie verstanden hat. Hans, der Grobian, der jetzt ein Geschäft für Bergsteigerausrüstung betreiben soll. Ingrid, die angeblich schon drei Kinder zur Welt gebracht hat und sich nebenbei ehrenamtlich für Arbeitslose engagiert. Meine rohe und gefühllose Schwester, die gerade in Vietnam ist, wie mir ihre Postkarte verrät. Und natürlich diese scheinheilige Dolores, die mich gestern angerufen und gefragt hat, wie es mir denn gehe.
Wie soll es mir denn schon gehen, wo sich doch alle von mir abgewandt haben, um mich einsam den Viren und Bakterien dieser Welt auszuliefern? Ich hoffe nur, dass nicht nebenan jetzt ein junges Paar einzieht oder eine Familie oder ähnlich grausam Vitales. So was könnte mich unangenehm beeinflussen.
Eine Filiale einer Sterbeversicherung würde mir gefallen. Oder eine Selbsthilfegruppe. Aber wer weiß …
Dennoch gibt es bei all diesen Tiefschlägen auch Positives zu vermerken.
Ums Eck hat eine neue Apotheke aufgemacht. Ich werde gleich hinübergehen und mich mal beraten lassen. Das heißt: Irgendwann, wenn ich mich dazu fit genug fühle.

Nachwort von Severin Groebner

Hier reißen die Eintragungen plötzlich ab. Bleibt natürlich die Frage, woran der gute Mann eigentlich gestorben ist?
Nach längerem erfolglosem Herumfragen in der Nachbarschaft habe ich endlich die erwähnte Bäckerei gefunden. Die Verkäuferin war sehr freundlich und konnte sich gut an den toten Onkel erinnern. Die Geschichte seines Todes, sagte sie, sei einerseits tragisch, andererseits, da unterdrückte sie ein Glucksen, ich müsse verzeihen, aber ein bisschen grotesk wäre das schon gewesen. Gerade für einen Mann, der sich stets so vor Krankheiten gefürchtet hätte.
Es stellte sich heraus, dass der Onkel, tief in die Lektüre eines Beipackzettels eines Medikaments vertieft, wohl gerade dabei die Nebenwirkungen auswendig zu lernen (wahrscheinlich um sie wenig später an sich zu entdecken) von einem heranrasenden Krankenwagen im Noteinsatz überfahren wurde. Der herbeigeeilte Notarzt konnte nur mehr seinen Tod feststellen.

Dem aber nicht genug: Der Treppenwitz der Geschichte war obendrein, dass ein Freund seines Neffen gerade Medizin studierte. Der Onkel hatte testamentarisch verfügt, dass seine sterblichen Überreste der Wissenschaft zur Verfügung gestellt würden. So kam es, dass der tote Onkel auf dem Seziertisch des Freundes des Neffen landete. Und nach getätigter Obduktion musste dieser Folgendes erschreckt feststellen: Der arme Onkel litt tatsächlich an … nichts.
Überhaupt nichts.

Er war kerngesund und hätte wahrscheinlich noch Jahrzehnte gelebt.
Ein tragisches und bizarres Schicksal.

Es ist wohl eine von diesen Geschichten, die uns warnen, ermahnen und daran erinnern, uns nicht nur um uns selbst zu kümmern, sondern auch die Welt um uns wahrzunehmen. Und ich tue das für meinen Teil gerade in vollen Zügen. Ich bin voller Tatendrang, öffne die Augen und gehe hinaus in die Welt!
In die Welt der Literatur, um genau zu sein: Ich lese *Die Pest* von Camus, *Krebsstation* von Solschenizyn oder *Der eingebildete Kranke* von Molière. Ein tolles Stück! Der Autor und Hauptdarsteller Moliere ist im Übrigen während einer Aufführung desselbigen gestorben. Auf der Bühne. Daran sieht man wieder einmal: Das Showbusiness ist eben nur etwas für ganz harte Jungs.

Der große Hypochonder-Test

11.3

Wer bin ich? Wenn ja, wie krank? Bin ich nur ein bisschen empfindlich oder ein waschechter Hypochonder? Ein kleiner oder ein großer Hypochonder? Oder bin ich am Ende gar kerngesund? Hier erfahren Sie es.

Liebe Leserin, lieber Leser,

es sind der Worte genug verloren worden. Kommen wir nun also ohne Umschweife zur Sache und läuten die Stunde der Wahrheit ein: Bitte konzentrieren Sie sich, hören Sie in sich hinein und antworten Sie wahrheitsgemäß und aufrichtig mit einem klaren „Ja“ oder einem „Nein“, ein zögerliches „Vielleicht“ ist verboten – beim großen Hypochonder-Test.

Der Fragebogen auf der nächsten Seite ist angelehnt an den Whiteley-Index, ein weltweit angewandter und wissenschaftlich anerkannter Fragebogen zur Erkennung von Krankheitsängsten.
Die aus Ihren Antworten folgenden Beurteilungen und Tipps hingegen entstammen nicht dem Index, sondern dem Hirn des Autors und können Ihnen daher lediglich als ein unverbindlicher Anhaltspunkt dienen. Für eine ernsthafte Bewertung Ihrer Befindlichkeit sollten Sie, falls notwendig, einen Psychoprofi zurate ziehen.

	Ja	Nein
Machen Sie sich viele Gedanken über Ihre Gesundheit?	☐	☐
Werden Sie durch eine Vielzahl von Schmerzen geplagt?	☐	☐
Sind Sie sich häufig der verschiedenen Vorgänge bewusst, die in Ihrem Körper vorgehen?	☐	☐
Haben Sie Symptome, die Ihr Leben zu kontrollieren scheinen?	☐	☐
Haben Sie Angst, krank zu werden?	☐	☐
Haben Sie öfter Angst, an einer schwerwiegenden Krankheit zu leiden, die noch nicht diagnostiziert worden ist?	☐	☐
Wenn von Freunden, im Radio, im Internet im Fernsehen über eine Krankheit berichtet wird, machen Sie sich anschließend Sorgen, diese Krankheit auch zu bekommen?	☐	☐

	Ja	Nein
Wenn Sie sich krank fühlen und jemand sagt, Sie sähen gesund aus, werden Sie dann wütend?	☐	☐
Fällt es Ihnen schwer zu glauben, wenn Ihnen Ihr Arzt sagt, dass Ihnen nichts fehlt?	☐	☐
Haben Sie manchmal das Gefühl, dass Menschen Ihre Krankheitssorgen nicht ernst genug nehmen?	☐	☐
Hat Sie schon einmal jemand einen Hypochonder genannt oder gesagt, dass Sie sich zu viele Sorgen über Ihre Gesundheit machen?	☐	☐
Ist es schwer für Sie, einmal nicht an sich zu denken, sondern an alle möglichen anderen Dinge?	☐	☐
Summe		

Beurteilung:

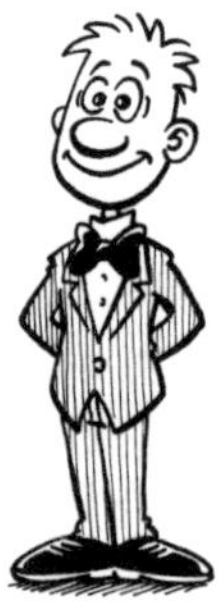

1 bis 2 Punkte
„Ja": O-kay, kein Grund zur Aufregung. Vielleicht sind Sie gerade ein wenig empfindlich, haben in letzter Zeit zu wenig geschlafen, sind gestresst oder haben einen Durchhänger. Schlafen Sie sich also mal aus, feiern Sie mit Freunden, treiben Sie mehr Sport oder fahren Sie erst mal in den Urlaub. Wiederholen Sie den Test in drei Wochen, wahrscheinlich sind Sie dann auf null.

---

3 bis 4 Punkte

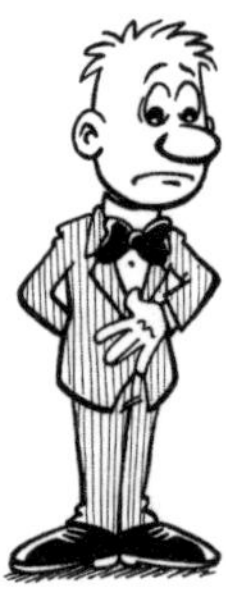

„Ja": O-ha, in Ihnen schlummert zumindest ein kleiner Hypochonder. Passen Sie auf, dass Sie ihn nicht wecken. Sie haben eine leicht erhöhte Krankheitsangst, leiden aber selbst nicht sehr darunter. Auch Ihr engeres Umfeld kommt damit klar. Selbst Ihr Hausarzt freut sich über Ihren Besuch, weil Sie eindeutig zu den gesünderen Patienten zählen und sein knappes Arzneimittelbudget schonen. Schlafen Sie sich also mal aus, feiern Sie mit Freunden, treiben Sie mehr Sport oder fahren Sie erst mal in den Urlaub. Und dann das Ganze in umgekehrter Reihenfolge. Wiederholen Sie den Test in sechs Wochen, dann sollten Sie nur noch auf 1 bis 2 „Jas" kommen

5 bis 7 Punkte

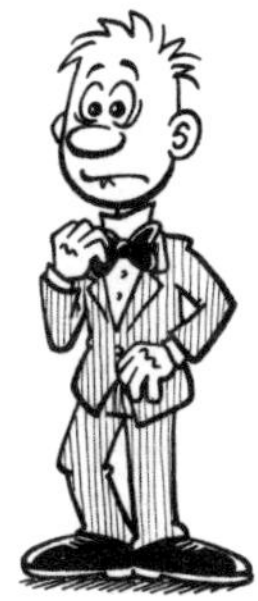

„Ja“: Oh-Oh, mit einem kleinen „HIC“ ist der Hypochonder in Ihnen erwacht. Noch liegt er im Bett und dreht sich schmatzend hin und her. Jetzt kommt es darauf an, dass er nicht richtig wach wird. Versuchen Sie, ihn wieder zum Schlafen zu bringen. Wenn Sie merken, dass Sie es selbst nicht schaffen, lassen Sie sich dabei von einem Profi helfen. Je früher, desto besser.

---

8 bis 10 Punkte

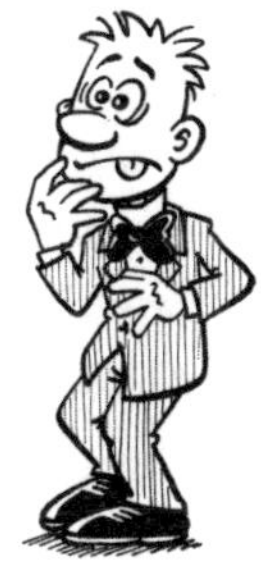

„Ja“: Oh-Weh, putzmunter sitzt er nun da – der Hypochonder – und macht sich immer breiter. Einfach werden Sie ihn nun nicht mehr los. Die Devise heißt jetzt: den Gegner akzeptieren und den Kampf aufnehmen. Alleine werden Sie es wohl nicht schaffen, lassen Sie sich dabei von einem Profi helfen. Je früher, desto besser. Der kennt die richtigen Hebel und Kniffe.

---

11 bis 12 Punkte

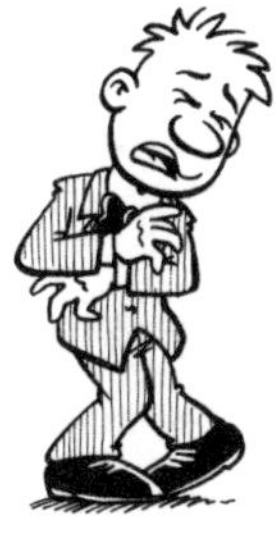

„Ja“: Oh-No, den Kopf in den Sand stecken hilft nicht weiter: Es besteht so gut wie kein Zweifel, dass Sie ein Hypochonder sind – ein ziemlich großer sogar. Mit dem richtigen Team können aber auch Sie noch was reißen. Der Weg ist vielleicht lang, aber immer beginnt er mit dem ersten Schritt.

Jetzt wird es ernst: Wenn der Nervenarzt zweimal klingelt

Zum Schluss, lieber Leser, erlaube ich mir noch ein paar ernste Worte: Die Welt der Hypochondrie und ihrer Verwandten ist sicher kurios, manchmal komisch, grotesk, aber auch tragisch und traurig – wie das richtige Leben. Von der etwas verschrobenen Persönlichkeitsstruktur mit der Fähigkeit, über sich selbst zu lachen, bis hin zum Verlust der Lebensfreude, dem Sturz in die Depression ist alles drin.

Natürlich geht es in diesem Buch auch um Leute, die sich selbst zu wichtig nehmen, egozentrisch und narzisstisch sind, die man manchmal einfach schütteln und zu denen man sagen möchte: „Hallo, aufwachen, das Leben ist schön! Genieß es einfach." Es geht aber auch um Menschen, die in ihrer Entwicklung negativ prägende Erfahrungen gemacht haben, mit denen sie nie wirklich fertiggeworden sind und die sie zu den Menschen machen, die sie heute sind.

Addiert man alle die Prozentangaben über die Häufigkeit der somatoformen Erkrankungen, beschleicht einen der Eindruck, dass fast die gesamte Bevölkerung an der einen oder der anderen beschriebenen Störung leidet. Vielleicht ist das ja auch so, aber sicher gehen nicht alle damit zum Arzt, sie leben damit mal mehr, mal weniger gut.

Die Menschen, die eine der in diesem Buch beschriebenen Störungen haben und einen großen Leidensdruck spüren, gehen damit – wenn überhaupt – erst einmal zu ihrem Hausarzt. Das ist auch gar nicht so falsch, vorausgesetzt, der Hausarzt hat die Zeit, genau hinzusehen. Seine Funktion ist allerdings eher die des Unterstützers und Koordinators bei der Therapiewahl. Therapeutisch gesehen ist er weniger gefragt. Bei den wenigsten hier im

Buch genannten psychosomatischen Störungen helfen Medikamente, wenn überhaupt, können sie eine unterstützende Funktion haben. Die besten Chancen auf Besserung bietet eine Therapie der Psyche, zum Beispiel eine Verhaltenstherapie, in der man lernt, krank machende Probleme und Verhaltensweisen zu erkennen und alternative Strategien anzuwenden. Am Anfang steht dabei allerdings immer auch die Erkenntnis, dass die Psyche viel mehr Macht über uns hat, als wir es uns eingestehen wollen. Das ist oft ein langer und beschwerlicher Weg und wer ihn geht, kann jede Unterstützung gebrauchen.

Zuletzt noch ein paar allgemeine Ratschläge für die Seelengesundheit:

- Lernen Sie, Stress zu erkennen und damit umzugehen, vermeiden kann man ihn nicht.
- Überhaupt: Vermeiden Sie Vermeidungsverhalten.
- Jeder Mensch kann entspannen, auch Sie, vielleicht haben Sie nur noch nicht die richtige Methode gefunden.
- Nehmen Sie sich selbst nicht so ernst, überlassen Sie das lieber anderen.
- Ernähren Sie sich gesund und bewegen Sie sich viel.
- Lachen ist die beste Medizin.

In diesem Sinne: Gute Besserung!

Ihr

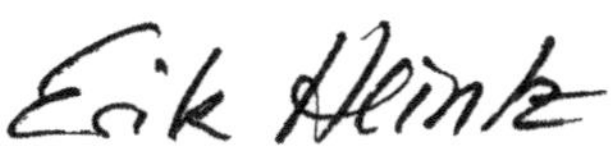

Erik Heintz

Glossar – Das Aua bis Zipperlein des Hypochonders

Aggravation
Absichtliche Übertreibung tatsächlich vorhandener Krankheitszeichen, meist mit dem Ziel, etwas Bestimmtes zu erreichen. Typisch bei Kindern, um die Fürsorge der Eltern zu bekommen, bei Fußballern, um den Elfmeter zu bekommen (auf Italienisch auch: Luca Toni), bei Arbeitnehmern, um einen Tag freizubekommen etc. ... Und natürlich bei Menschen mit erhöhter Krankheitsangst.

Agoraphobie
„Platzangst“ . Weder die Angst zu platzen noch wie fälschlicherweise oft angenommen, die Angst, sich in engen Räumen aufhalten zu müssen (*siehe* Klaustrophobie). Es handelt sich vielmehr um die Angst, sich nicht in der gewohnten Umgebung aufhalten zu können, z. B. die Wohnung verlassen zu müssen und sich in Menschenmengen zu begeben oder auf große Plätze oder auf Reisen etc. Nicht zu verwechseln mit Angoraphobie, das ist die Angst, bestimmte Wollpullover zu tragen ...

Akrophobie
Höhenangst

Anale Fixierung
siehe auch Anale Phase

Anale Phase
Nach der oralen Phase die zweite psychosexuelle Entwicklungsphase nach S. Freud zwischen dem 2. und 4. Lebensjahr. Hier lernt das Kind, sein Kacka bewusst herauszupressen oder zurückzuhalten. Es lernt Ordnung und Sauberkeit kennen sowie Selbstbestimmung und Selbstbeherrschung. Kann das Kind diese Phase nicht ungestört ausleben, z. B. weil die Eltern die Kacka-Experimente ständig unterbinden, bleibt es in dieser Phase stecken: Man spricht dann von analer Fixierung. Diese führt zu zwanghaften eingefahrenen Verhaltensweisen (Beamtenmentalität) bis hin zu einer zwanghaften Persönlichkeitsstörung (gehobener Dienst).

Anankasmus
Zwanghaftes Handeln oder Denken. Prima Wort für einen Beziehungsstreit zwischen Akademikern. Sie: Musst du eigentlich immer deine Socken überall herumliegen lassen?“ Er: „Sei doch nicht immer so anankastisch!“

Angststörung
Es gibt drei Typen:

1. Die Phobie: Ein bestimmtes Objekt, z. B. eine Spinne (Arachnophobie) oder eine bestimmte Situation, z. B. Fahrstuhl fahren (Angst vor engen Räumen = Klaustrophobie) führen zu einer übersteigerten Angst.
2. Panikstörung: Immer wieder kommt es ohne sichtbaren Anlass zu Panikattacken mit ausgeprägten körperlichen Symptomen (z. B. Herzrasen, Erstickungsangst).
3. Generalisierte Angststörung: einfach nur Angst ohne besondere auslösende Situation oder auslösendes Objekt.

Anosmie
Fehlen oder Verlust des Geruchssinns.

AU
Arbeitsunfähigkeitsbescheinigung, früher auch „der gelbe Schein“. Stellt z. B. der Hausarzt aus. Wichtig für Simulanten zur Legitimierung ihrer vorgetäuschten Beschwerden.

Beziehungsideen
Beschreiben nicht etwa, wie man sich das Zusammenleben mit dem Partner vorstellt. Nein, sondern das Gefühl, von den Mitmenschen beobachtet zu werden. Man bezieht Aktionen oder Äußerungen der Mitmenschen auf die eigene Person. Steigerbar zum Beziehungswahn. Kommt u. a. bei Dysmorphophobie vor.

Biopsychosoziales Erklärungsmodell
Wird bei fast allen hier im Buch beschriebenen Störungen – mangels Alternativen – als Erklärungsmodell herangezogen. Erklärt eine Störung als Folge eines Zusammenspiels aus biologischen, psychischen und sozialen Faktoren.

Bruxismus
Fachausdruck für nächtliches Zähneknirschen. Zum Beispiel Karl Liebknecht: tagsüber war er Marx-, nachts Bruxist.

Calceophobia iactarensis
Die Angst westlicher Staatsmänner, auf Pressekonferenzen im Nahen und Mittleren Osten mit einem Schuh beworfen zu werden.

Checking Behaviour
Auf Deutsch: Übertriebenes Kontrollverhalten. Ziemlich ungesund.

Colon irritabile
Reizdarmsyndrom. Häufige autonome somatoforme Störung. Enge Verwandtschaft zur Hypochondrie.

Coping-Strategien
Antrainierte oder erlernte Verhaltensweisen, um mit psychischen Belastungen und Stress umzugehen. Sollte jeder Mensch haben. Merke: Komasaufen funktioniert zwar kurzfristig, aber nicht auf Dauer. Nicht zu verwechseln Mit der Co-Ping-Strategie beim Tischtennis-Doppel.

Doctor-Hopping
Patient rennt von einem Arzt zum anderen. Macht somatoforme Störungen schlimmer und belastet die Solidargemeinschaft der gesetzlich Versicherten.

DSM-IV
Diagnostic and Statistical Manual of Mental Disorders, IV. Auflage: Derzeit gültiges Diagnose- und Klassifikationssystem in der US-amerikanischen Psychiatrie.

Falret, Jean-Pierre
Französischer Irrenarzt (1794 bis 1870), gründete mit Voisin (wie er selbst auch Schüler von Esquirol) im Jahre 1822 eine Privatirrenanstalt in Vanvres, die mehr als vier Jahrzehnte in ganz Europa berühmt war. Von 1822 bis 1867 war Falret Chef der Salpêtrière. Aber wen interessiert das eigentlich?

Foudroyant
Aus dem Französischen. Bedeutet „blitzartig, stürmisch". Wird für Krankheiten gebraucht, die extrem schnell fortschreiten. Ideal für Arztserien, wenn Dramatik ins Spiel gebracht werden soll. Beispiel: hämorrhagisches Fieber.
Erinnert sich eigentlich noch jemand an den Film *Outbreak*?

Funktionelle Dyspepsie oder auch Non-Ulcer-Dyspepsie
Reizmagensyndrom

Funktionelle Störung
Ein Begriff, der Hypochondern häufiger begegnen kann: Der Arzt spricht von einer funktionellen Störung, wenn der Patient sich mit körperlichen Beschwerden vorstellt (z. B. Bauchschmerzen), die aber durch seelischen oder psychosozialen Stress ausgelöst und aufrechterhalten werden. Eine organische Ursache kann nicht gefunden werden. Wird v. a. von Internisten oft synonym zur autonomen somatoformen Störung verwendet.

Grübeln
Unablässiges Beschäftigtsein mit bestimmten, meist unangenehmen Gedanken.
Nicht zu verwechseln mit „Grubeln": Unablässiges Beschäftigtsein mit bestimmten, meist unangenehm sitzenden Unterhosen (auch Arsch-frisst-Hose-Syndrom).

Harnflut
Genau das, wonach es klingt. Mit einer Arche kann man hier nichts anfangen.

HIC oder Heightened Illness Concern
Erhöhte Krankheitsangst, klingt netter als Hypochondrie und bezeichnet den Bereich zwischen normalem Krankheitsbewusstsein und hypochondrischem Wahn.

Hypervigilanz
Übersteigerte Wachsamkeit, führt bei Hypochondern typischerweise dazu, dass aus Mücken Elefanten gemacht werden. Dem Hypochonder entgeht nicht das kleinste Detail in Bezug auf körperliche Veränderungen bzw. Symptome. *Siehe auch unter* Scheinwerfer, eingerosteter

Hypochondrie by proxy
Der Hypochonder in der Familie ist überzeugt, dass andere Familienmitglieder auch krank sind, und versucht, sie zu Arztbesuchen zu überreden. Er überträgt seine Krankheitsangst auf seine Nächsten.

Hysterie
Auch so ein Begriff, den schon Hippokrates verwendet hat: gemeint war damit das Herumwandern der Gebärmuter (Hyster), „gepaart" mit sexuellem Unbefriedigtsein. Später bezeichnete man allerlei psychosomatische und neurotische Leiden als Hysterie. Auch bei Freud gab es sie noch. In den modernen Diagnoseschemata sucht man die Hysterie allerdings vergeblich, sie gilt als wenig politisch korrekt. Übrigens: Die Gebärmutter kann sich vielleicht senken, aber wandern kann sie nicht.

Infaust
Bedeutet leider nicht, dass der Arzt die Krankheit im Griff hat. Im Gegenteil. Es heißt so viel wie: Die Sache ist aussichtslos, ich kann hier nichts mehr tun, jetzt muss der Pfarrer ran.

Internet-Printout-Syndrom
Ein Segen für die Hersteller von Druckerpatronen. Alles, was über eine bestimmte Krankheit im Internet zu finden ist, wird ausgedruckt und zum nächsten Arztbesuch mitgenommen.

Inzidenzrate
Anteil der Menschen, die bezogen auf eine definierte Menge (z. B. 1000 Menschen) innerhalb eines bestimmten Zeitraumes (z. B. ein Jahr) an einer Krankheit neu erkranken. *Siehe auch* Prävalenzrate.

Klaustrophobie
Die Angst vor dem Aufenthalt in geschlossenen Räumen, z. B. in einem Fahrstuhl. Wird häufig fälschlicherweise als Platzangst bezeichnet, das hingegen ist richtigerweise die Agoraphobie (*siehe dort*). Übrigens: Klaus ist unschuldig.

Koitusäquivalent
Nach Freud ist ein hysterischer Anfall ein Koitusäquivalent. Auch toll für den Beziehungsstreit: Er zu ihr: „Verschon mich mit deinem Koitusäquivalent." (Und lass uns lieber mal wieder richtig ficken ...)

Konversion
Wenn sich ein (unbewusster) innerer Konflikt in körperlichen Symptomen ausdrückt: Zum Beispiel kann eine Schluckstörung auftreten, wenn man sich eigentlich etwas nicht länger gefallen lassen will, aber nichts dagegen tun kann.

Krankheitsangst
Die Angst, krank zu werden. Das typische Verhalten ist ein Vermeidungsverhalten. Ähnelt einer Angststörung, wird auch als phobischer Subtyp der Hypochondrie bezeichnet.

Krankheitsüberzeugung
Die Überzeugung krank zu sein. Es besteht eine Ähnlichkeit mit einer Zwangsstörung. Die klassiche Hypochondrie. Im Gegensatz zum phobischen Subtyp der hypochondrische Subtyp.

Larvierte Depression
Eine Depression, die sich hinter körperlichen Symptomen versteckt.

Leib-Seele-Dualismus
Diesen Begriff habe ich irgendwann nachts bei der Recherche zu diesem Buch gefunden. Ich kann mich aber beim besten Willen nicht mehr erinnern, was genau er bedeuten soll. Er ist aber viel zu schön, um ihn deswegen aus dem Glossar zu streichen. Ich bitte den Verlag, im Anschluss ein paar leere Zeilen einzufügen, dann können Sie die Definition selbst eintragen, wenn Sie Ihnen mal über den Weg laufen sollte. Danke!

MUS
Medically Unexplained Symptoms
Symptome, für die es keine oder keine ausreichende medizinische Erklärung gibt. Typisch für alle somatoformen Störungen.

Nosophobie
Angst vor der Krankheit, nicht zu verwechseln mit „Nasaphobie“, das ist die Angst vor allem, was irgendwie mit Raumfahrt zu tun hat.

OCD
Nicht zu verwechseln mit OCB – das dreht sich um Tabak. OCD steht für „Obsessive-Compulsive Disorder“, ein Störungsbild, bei dem immer wiederkehrende unerwünschte Gedanken (Obsessionen) auftreten. Zusätzlich werden bestimmte Verhaltensweisen (Compulsionen) ausgeführt, in der Hoffnung, dass die unerwünschten Gedanken verschwinden. Diese „Rituale“ führen aber allenfalls nur zu einer kurzfristigen Erleichterung.

Operantes Konditionieren
Aus den Konsequenzen bzw. dem Erfolg seines Tuns fürs Leben lernen. Nicht zu verwechseln mit „operantem Konditorieren“, was in etwa so viel bedeutet wie völlig übersüßte, überladene Torten zu backen.

Optimistischer Fehlschluss
Erleichtert dem Durchschnittsmenschen das Leben, und zwar nach dem Motto: „Dumm, aber glücklich“, er besagt nämlich, dass Menschen normalerweise immer annehmen, nur den anderen passierten schlimme Dinge. Auch Hypochonder sind zum optischen Fehlschluss in der Lage, allerdings in abgeschwächter Form.

Paruresis
Psychisch bedingte Blasenentleerungsstörung, auch „schüchterne Harnblase". Die Website zur Störung: www.paruresis.de. Das Buch zur Störung: *Lass es laufen!* von Phillip von Hammelstein.

Polypragmasie
Kommt aus dem Griechischen und bedeutet wörtlich „Vielgeschäftigkeit". Man könnte auch „blinder Aktionismus" dazu sagen. Gemeint ist das wild durcheinandergewürfelte, unkoordinierte „Ausprobieren" von diagnostischen Tests oder unterschiedlichen Therapieformen, weil man weder weiß, nach was man sucht, noch, wie man es behandelt.

Prädisposition
Angeborene oder geerbte, im weiteren Sinne auch im Lauf des Lebens erworbene Empfänglichkeit oder Empfindlichkeit für Krankheiten oder Störungen.

Präsentiersymptom
Menschen stellen sich mit einem Symptom vor, das unbewusst als Hilferuf verstanden werden soll.

Prävalenzrate
Anteil der Menschen in einer definierten Menge (z. B. die Bevölkerung Deutschlands), der tatsächlich zu einem bestimmten Zeitpunkt an einer Krankheit leidet. *Vergleiche* Inzidenzrate.

Primäre Hypochondrie
Die Hypochondrie tritt allein auf bzw. sie ist die führende Störung. (*siehe auch* sekundäre Hypochondrie)

Primärer Krankheitsgewinn
Auch so eine Erfindung von Freud. Der primäre Krankheitsgewinn beschreibt den inneren bzw. direkten Gewinn, den ein Mensch durch seine Krankheit erzielt. Aufgrund seiner Erkrankung kann er unangenehmen Situationen aus dem Weg gehen. Dass die Situation Auslöser der Krankheit sein kann, lässt er dabei völlig außer Acht. Wer schon mal vor einer unangenehmen Prüfung krank geworden ist, weiß, was primärer Krankheitsgewinn ist: Man kann das Fernbleiben viel besser vor sich rechtfertigen, als wenn man die Krankheit nur vortäuscht (*siehe auch* sekundärer Krankheitsgewinn).

Re-Exposition
Sich bewusst einem gefürchteten Reiz, einem angstbesetzten Objekt, einer belastenden Situation aussetzen. Durch Re-Exposition soll ein Vermeidungsverhalten unterbrochen werden. Re-Exposition ist eine verhaltenstherapeutische Maßnahme zur Besserung der Symptome bei Phobien oder auch umweltbezogenen Körperbeschwerden. Ein einfacher Selbstversuch: Schauen Sie sich 15mal hintereinander jeweils im Abstand von fünf Minuten ein Foto (bitte nach politischer Präferenz auswählen) von Guido Westerwelle / Oskar Lafontaine / Peer Steinbrück /

Roland Koch / Horst Seehofer an. Sie werden sehen: Nach der fünften Wiederholung lässt das Grauen allmählich nach …

Rumination
Wiederkäuen, bekannt aus dem Tierreich z. B. von Rehen. Hier aber beim Menschen. Kürzlich Geschlucktes dreht sich im Magen um und tritt den Weg nach oben an. Im Mund angekommen, wird es a) ausgespuckt oder b) runtergeschluckt. Dieses „Spiel" kann für 1 bis 2 Stunden nach der Nahrungsaufnahme gespielt werden, hört aber meist auf, wenn zu viel Magensäure den Geschmack verdirbt. Das Hochwürgen gelingt mühelos, die Entscheidung „Runterschlucken" wird bewusst getroffen. Tritt als Symptom einer autonomen somatoformen Störung des oberen Magen-Darm-Trakts auf.

Rundumschlag, diagnostischer
Ein Teilgebiet der Polypragmasie (*siehe dort*). Man macht halt einfach mal alles an Diagnostik von der Blutprobe bis zur Kernspintomografie, was an Untersuchungsmöglichkeiten zur Verfügung steht – und von den Kassen bezahlt wird. Motto: Irgendwas wird man schon finden. Von 100 gewonnenen Informationen sind sicher fünf pathologisch. Bei Verdacht auf Hypochondrie ganz gewiss die falsche Strategie.

Scheinwerfer, eingerosteter
Ein wunderbares Bild, das von Frau Bleichhardt, einer Expertin auf dem Gebiet der Hypochondrie und Krankheitsangst, empfohlen wird, um Menschen zu erklären, wie das mit der Fixierung der Aufmerksamkeit auf bestimmte körperliche Vorgänge so funktioniert:
Im Licht des Scheinwerfers sieht man alles sehr deutlich, man kann die kleinsten Details wahrnehmen. Der große Rest liegt aber ziemlich im Dunkeln. Bei Krankheitsängstlichen ist dieser Scheinwerfer auch noch eingerostet. Das heißt sie können ihre Aufmerksamkeit gar nicht mehr woanders hinrichten.

Schizophrenie
Eine schwere psychische Erkrankung, bei der Wahnvorstellungen („Ich bin ein Superstar"), Halluzinationen („Dieter spricht zu mir und sagt ständig, wie toll er mich findet"), Störungen des Denkens („Ich kann singen"), des Ichs („Ich sehe aus wie Nicole Scherzinger von den Pussycat Dolls"), der Affekte („Wir sind so happy") auftreten. Es gibt keine nachweisbare körperliche Ursache.

Sekundäre Hypochondrie
Die Hypochondrie ist eine Begleiterscheinung von einer anderen Störung, zum Beispiel einer Panikstörung oder einer Depression (*siehe auch* primäre Hypochondrie).

Sekundärer Krankheitsgewinn
Das, was uns in der Kindheit und manchmal auch im Erwachsenendasein das Kranksein versüßt: die vermehrte Zuwendung, das Dinge-tun-Dürfen, die man als Gesunder normalerweise nicht macht, z. B. den ganzen Tag ferngucken (ja, meinetwegen auch *Brit am Nachmittag* oder *Richterin Barbara Salesch* – ich hoffe, kein Leser schaut so etwas, wenn er oder sie nicht krank ist), jeden Tag Eis essen usw. (*siehe auch* primärer Krankheitsgewinn).

Störung
Sehr beliebter Begriff, wenn es um die Psyche der Menschen geht: Irgendwas funktioniert nicht so, wie es eigentlich funktionieren sollte, irgendwas ist anders als bei anderen, das Verhalten weicht von der Norm ab. Sicher eines der am meisten verwendeten Wörter in diesem Buch.

Strandhaubitze, voll wie eine ...
Hat eigentlich in diesem Buch nichts verloren, aber ich wollte schon immer einmal wissen, woher diese Redewendung kommt.
In einem Internetforum (www.dict.cc) fand ich folgende Beschreibungen, beide scheinen plausibel und sind recht hübsch, sodass ich sie gerne mit Ihnen teile:

1. Joe schreibt: Eine Strandhaubitze ist ein kleiner Strandbrüter, der sich von Algen und Schnecken ernährt. Im Herbst, wenn die Nahrungszufuhr besser ist, fressen Strandhaubitzen gerne mal zu viel, was man als Ornithologe am Trudeln der Vögel in der Luft beobachten kann. Daher der Ausdruck „voll wie 'ne Strandhaubitze", weil sich Betrunkene ebenso trudelnd fortbewegen.
2. Birgit hat diese Erklärung: Haubitzen sind sogenannte Steilfeuergeschütze, die mit einem hohen Richtwinkel (mitunter über 45 Grad) abgefeuert werden. Gegensatz dazu ist das Feldgeschütz oder Flachfeuergeschütz, das nur mit einem geringen Richtwinkel abgefeuert wird, ähnlich einem Gewehr.
Haubitzen, die am Strand oder in Strandnähe in Stellung gebracht wurden, als sogenannte Küstenbatterien auch ortsfest montiert, neigen dazu, „vollzulaufen" mit Sand und Wasser, sofern ihre Mündungen nicht verschlossen und die Geschütze regelmäßig gewartet werden. Das Volllaufenlassen ist eine soldatische Peinlichkeit, die die betreffende Einheit (Batterie) selbstverständlich als „verluderten Haufen" ausweist. Von daher ist die Bezeichnung „voll wie eine Strandhaubitze" in ihrem Ursprung nicht nur eine metaphorische Bezeichnung für einen Betrunkenen, sondern für einen Trunksüchtigen, dem ein Mangel an (Selbst)Disziplin vorgeworfen wird.
Danke, Joe und Birgit. Ich entscheide mich aber für Joes Version mit den Vögeln.

Stuhlvisite
Äußerst bizarre Situation im Krankenhaus. Erwachsene, studierte und promovierte Menschen stehen um einen Nachttopf herum und beurteilen den Inhalt: Farbe, Form, Konsistenz und Geruch können Hinweise auf bestimmte Erkrankungen liefern.

Therapeutischer Nihilismus
Das „Nix zu machen" in der Medizin, wenn es für eine bestimmte Erkrankung keine erfolgreiche Behandlung gibt.

Udo Lindenberg
Unser Panik-Papst, Alt- und Deutschrocker, Große Verdienste um die deutsche Wiedervereinigung, Gitarren-statt-Knarren-Diplomatie, Hut- und Brillenträger, Hoteldauergast.

Verdünnerschein
Als V. bezeichnet man die Krankenkartei von gesetzlich versicherten Patienten, die keine schwerwiegende Erkrankung haben und daher dem Arzt wenig Arbeit machen und wenig Kosten verursachen, weil sie das begrenzte Budget des Arztes nicht besonders entlasten. Tendenziell beliebter als ein multimorbider Patient.

Voller-Schreibtisch-Syndrom
Bildliche Umschreibung einer physischen und psychischen Erschöpfung, die daher rührt, dass die Flut an Aufgaben nicht mehr zu bewältigen ist.

Vulnerabilität
Erhöhte Anfälligkeit für Krankheiten aufgrund von Prädisposition oder Konstitution.

ZEN-Diagnostik
Zuhören/-schauen, Empathisch sein, Nachfragen, empfiehlt sich für alle Störungen mit biopsychosozialem Erklärungsmodell. Eine fernöstlich abgeklärte Gelassenheit ist besser als ein apparativ-diagnostischer Rundumschlag.

Quellenangaben

Dieses Buch ist weder eine wissenschaftliche Abhandlung noch ein Lehrbuch, insofern wird auf die dort üblichen Verweise im Text verzichtet, außer bei direkten Wort- und Bild-Zitaten. Die Fakten zu diesem Buch sind mit der gebotenen Sorgfalt recherchiert, es ist aber nicht ausgeschlossen, dass vor allem im Hinblick auf Krankheitshäufigkeiten und -beschreibungen andere Zahlen oder Darstellungen in der Fachliteratur existieren können. Hervorzuheben als meine persönlichen Türöffner in die seltsame Welt der Hypochonder, der somatoformen Störungen und angrenzender Bereiche und als sprudelnde Quelle der wissenschaftlichen Grundlagen dieses Buches sind drei Bücher, die durchaus auch für medizinische Laien lesbar und verständlich sind:

1. Bleichhardt, Gaby / Weck, Florian: *Kognitive Therapie bei Hypochondrie und Krankheitsangst.* Heidelberg: Springer Medizin Verlag, 2007.
2. Morschitzky, Hans: *Somatoforme Störungen. Diagnostik, Konzepte und Therapie bei Körpersymptomen ohne Organbefund.* Wien / New York: Springer, 2007.
3. Rauh, Elisabeth / Rief, Winfried: *Somatoforme Beschwerden und Krankheitsängste. Informationen für Betroffene und Angehörige.* Göttingen: Hogrefe Verlag, 2006.

Für Leser, die bei sich selbst oder bei einem Menschen in ihrem Umfeld eine erhöhte Krankheitsangst vermuten, empfehle ich den Ratgeber von Rauh und Rief (Nr. 3) als extrem hilfreiche Lektüre und vielleicht ersten Schritt in die richtige Richtung.

Danke sagen

Ich danke vor allem meiner Frau Elke für Energie, Freiraum, Verständnis und die notwendigen Tritte in den Allerwertesten. Clara und Marlene: Danke, dass es euch gibt und dass ihr seid, wie ihr seid.
Meinem Lektor Harry danke ich für seine Geduld und seine Motivation sowie für Anregungen und gute Ideen. Michael und Andi, danke für einen schönen weinseligen Abend, an dem die Idee zu diesem Buch das Licht der Welt erblickte. Dir, Andi, danke für die richtigen Kontakte und selbstloses Agententum. Severin und Christian, danke für eure hohe Kunst der Komik und Karikatur und somit euren unschätzbar wertvollen Beitrag zu diesem Buch.

Vita Erik Heintz

Erik Heintz erblickte in den frühen Siebziger-Jahren des vergangen Jahrhunderts in Waiblingen bei Stuttgart das Licht der Welt. Aufgewachsen im schwäbischen Remstal und später im Hohenlohischen als kränkelndes Kind und, was noch schwerer wiegt, als Arztsöhnchen, kam er schon sehr früh in regelmäßigen Kontakt mit selbst erlebten Kinderkrankheiten und am Mittagstisch ausgebreiteten Krankengeschichten aus der Praxis des Vaters. Mit 4 wurde er am Leistenbruch operiert und mit 18 Jahren wurden ihm die Mandeln entfernt.

Weitere einschlägige Erfahrungen sammelte er als Krankenpflegehelfer während eines sozialen Jahres in einem Krankenhaus in Schwäbisch Hall. In diese Zeit fiel die Entscheidung, sich dem Kranksein auf professionelle Weise zu nähern. So fand er sich zum Studium der Humanmedizin an der Ludwig-Maximilians-Universität zu München ein, das er als approbierter Arzt im Jahre 2000 abschließen konnte. An der psychiatrischen Klinik der Universität promovierte Erik Heintz zum Dr. med.
Seine klinische Karriere begann er als angehender Narkosearzt, da man in der Fachrichtung Anästhesie einen besonders guten Einblick in die unterschiedlichsten Krankheiten gewinnen kann.
In den letzten Jahren arbeitete er zunächst als Redakteur, später als Chefredakteur bei einem Verlag für Fortbildungszeitschriften für Ärzte. Inzwischen hat er sich dem Internet verschrieben, in dem die ganze Welt der Medizin noch so viel leichter zu erfahren ist.

Dr. Erik Heintz ist glücklich verheiratet mit einer Fachärztin für Innere Medizin und hat zwei gesunde Töchter.

Vita Severin Groebner

Severin Groebner wurde ungefragt in Wien geboren und wuchs daraufhin gezwungenermaßen im „Helmut Qualtinger Hof“ im 19. Bezirk auf. Nach freiwillig verlängertem Schulaufenthalt startete er den Versuch, ein Geschichtsstudium und die Rockmusik karrieretechnisch unter einen Hut zu bekommen. Dass er schließlich 1995 beim Kabarett landete, war da nur konsequent.

Nach fünf Jahren Unterhaltungsarbeit im Duo (Gröll & Groebner) in Wien und Umgebung, begann er im Jahr 2000 auch solo und in dem großen germanischen Nachbarland freudig Fuß zu fassen und humoristisch Hand anzulegen.

In München wirkte er in den Produktionen des Lustspielhauses *Watzmann* und *Siegfried* in erster Reihe mit und entwickelte mit dem Comiczeichner und Buchautor Christian Moser eine Bühnenshow von dessen *Monstern des Alltags*.

Trotz des Erhalts zahlreicher Kabarettpreise gelang es Groebner nicht, die Anerkennung als Frührentner zu erlangen.

Seine Programme (das aktuelle heißt *Man müsste mal ...*) spielt er landauf und landab, im österreichischen, hessischen und bayerischen Rundfunk ist er gern gehörter Radiokolumnist, im Fernsehen bei *Ottis Schlachthof* ist ab und an zu Gast, er besitzt eine Bahncard 100 und der Wirt seiner Stammkneipe will ohne ihn nicht mehr leben.

Obwohl Groebner seinen Körper regelmäßig durch Essen, Trinken, Rauchen, Atmen und Wohnen in Frankfurt am Main prüft, ist er wirklich ganz gesund.

Und das soll auch so bleiben, sagt er.

Vita Christian Moser

Christian Moser, 1966 geboren, lebt in München und arbeitet als Illustrator, Comiczeichner und Autor.
Neurosen und andere psychologische Phänomene nehmen seit jeher eine wichtige Stelle in seinen Büchern ein. So verfasste er eine ebenso kenntnisreiche wie amüsante Biografie über den vielleicht größten deutschen Dichter, Denker und Hypochonder Johann Wolfgang von Goethe. Er durchleuchtete in einer tiefenpsychologischen Studie Leben und Werk des Ur- und Übervaters der Psychoanalyse: Sigmund Freud.
Am bekanntesten ist Christian Moser für die Erforschung jener kleinen, inneren Dämonen, die unser aller Leben so kompliziert machen: der Monster des Alltags. Ihnen widmete er bisher drei Bände, der vierte erscheint im Herbst 2010. In jüngster Zeit zieht es ihn verstärkt aus der Schreibstube auf die Kabarettbühne, wo er seine Werke – meist gemeinsam mit Severin Groebner – zum Leben erweckt.

EIGENE EINTRAGUNGEN

MEIN HYPOCHONDER-TAGEBUCH

EIGENE EINTRAGUNGEN

MEIN HYPOCHONDER-TAGEBUCH

EIGENE EINTRAGUNGEN

MEIN HYPOCHONDER-TAGEBUCH

EIGENE EINTRAGUNGEN

MEIN HYPOCHONDER-TAGEBUCH

EIGENE EINTRAGUNGEN

MEIN HYPOCHONDER-TAGEBUCH

EIGENE EINTRAGUNGEN

MEIN HYPOCHONDER-TAGEBUCH

IMPRESSUM

Projektleitung: Dr. Harald Kämmerer
Redaktion: Isabella Kortz
Layout und Satz: Sonner, Vallée u. Partner, München
Umschlaggestaltung: Sonner, Vallée u. Partner unter Verwendung eines Motivs von Christian Moser
Illustrationen: Christian Moser
Lithografie: JournalMedia GmbH, Poing
Druck und Bindung: GGP Media GmbH, Pößneck

Printed in Germany

ISBN: 978-3-517-08530-2

9817 2635 4453 6271